新编糖尿病
中医药防治手册

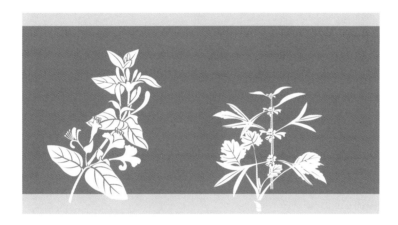

主　编　王志刚　马小军

编　委　（按姓氏笔画排序）

马小军　马如龙　王志刚　王　捷
刘　卓　李巧霞　李雷虎　张津怀
胡东霞　贾　军　董冠斌　甄梦妮
樊鹏翔

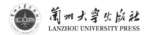

兰州大学出版社
LANZHOU UNIVERSITY PRESS

图书在版编目（CIP）数据

新编糖尿病中医药防治手册 / 王志刚，马小军主编
. -- 兰州 ：兰州大学出版社，2020.6（2021.6重印）
ISBN 978-7-311-05776-3

Ⅰ．①新… Ⅱ．①王… ②马… Ⅲ．①糖尿病－中医
治疗法 Ⅳ．①R259.871

中国版本图书馆CIP数据核字（2020）第104685号

策划编辑　宋　婷
责任编辑　郝可伟
封面题字　张津梁
封面设计　马晓伟

书　　名　**新编糖尿病中医药防治手册**
作　　者　王志刚　马小军　主编
出版发行　兰州大学出版社　（地址:兰州市天水南路222号　730000）
电　　话　0931-8912613(总编办公室)　0931-8617156(营销中心)
　　　　　0931-8914298(读者服务部)
网　　址　http://press.lzu.edu.cn
电子信箱　press@lzu.edu.cn
印　　刷　兰州银声印务有限公司
开　　本　710 mm×1020 mm　1/16
印　　张　14
字　　数　240千
版　　次　2020年6月第1版
印　　次　2021年6月第2次印刷
书　　号　ISBN 978-7-311-05776-3
定　　价　34.00元

（图书若有破损、缺页、掉页可随时与本社联系）

序

糖尿病是以高血糖为特征的内分泌代谢性疾病。持续高血糖与长期内分泌代谢紊乱可引起全身多器官损害，导致严重并发症甚至引起死亡。随着我国人口老龄化与生活方式的改变，糖尿病患病率从 1980 年的 0.67% 急剧上升到 2019 年的 12.8%，糖尿病患病人数（1.298 亿）位居世界第一。我国糖尿病有着知晓率低、诊断率低、控制率低等特点。近年来糖尿病治疗药物层出不穷，从只有磺脲类、双胍类和人胰岛素等种类很少的降糖药，到目前拥有二肽基肽酶Ⅳ（DPP-4）抑制剂、胰高糖素样肽-1（GLP-1）受体激动剂、钠-葡萄糖共转运蛋白 2（SGLT2）抑制剂、多种胰岛素类似物等种类丰富且不良反应较少的药物，还有对肥胖 2 型糖尿病患者的代谢手术治疗等，这些新药物和治疗手段给糖尿病患者带来了福音。

中医药在糖尿病治疗方面有着不可替代的优势，特别是在下列方面疗效显著：逆转糖尿病前期；改善胰岛素抵抗；降低低血糖发生率；改善糖尿病周围神经病变、周围血管病变症状；减少糖尿病肾病尿蛋白；改善肾功能；延缓肾功能恶化。糖尿病属于中医"消渴病""脾瘅"范畴，以"三多一少"为主要表现，以阴虚为本、燥热为标，采用上、中、下三消辨证。近 10 余年来中医药在糖尿病的研究方面逐渐规范化、系统化，分别针对糖尿病前期、糖尿病期以及糖尿病并发症开展了系列循证研究，获得了一些临床证据，为糖尿病的防治提供了更多的选择。

王志刚主任医师为第六批全国中医药专家学术经验传承指导老师，国务院政府特殊津贴专家，甘肃省中医药大学博士研究生导师，甘肃省名中医，在糖尿病的中医药防治方面造诣颇深，临床经验丰富，学术成果丰硕。他所带领的团队——天水市中医医院内分泌科，研发了参芪抑糖通络丸、柴芍平消丸、护肾胶囊等院内制剂，在糖尿病胰岛素抵抗、糖尿病周围神经血管病变、糖尿病肾病、糖尿病胃轻瘫等治疗中充分体现了中医药优势和特色。消痹方、和胃降逆方、温经止痛方等外治方药结合中频脉冲、红外线等物理疗法，进一步提高了对糖尿病慢性并发症的疗效。

　　天水市中医院王志刚主任医师，是中华中医药学会糖尿病分会常委，他多年扎根基层，潜心探索糖尿病，在古今中外糖尿病诊疗知识基础上，遵循《中国2型糖尿病防治指南》《糖尿病中医防治指南》的原则，立足基层实际，组织编写了《新编糖尿病中医药防治手册》，希望该书能为基层医务人员规范诊疗糖尿病提供参考，能够更好地帮助广大群众掌握了解糖尿病中医药及中西医结合的预防、治疗、康复知识，进而不断提高全民健康水平。

中华中医药学会糖尿病分会主任委员

厦门大学附属第一医院名誉院长　杨叔禹

2019年12月

前　言

　　糖尿病是一种因胰岛素分泌缺陷和（或）胰岛素作用障碍而导致的以高血糖为特征的内分泌代谢性疾病。持续高血糖与长期内分泌代谢紊乱可引起全身组织器官，特别是眼、肾、心、脑、血管及神经系统的损害及其功能障碍和衰竭，严重者尚可引起失水、电解质紊乱和酸碱平衡失调、酮症酸中毒及高渗性高血糖状态，甚至死亡。我国糖尿病发病率居高不下，致残率、死亡率不容乐观。就现状而言，虽该病诊断并不难，但诊断、治疗流程尚不规范，早期确诊率、患者知晓率、控制达标率仍不甚理想。

　　基层医疗部门遵循《糖尿病防治指南》，对于糖尿病的治疗，口服降糖药及注射胰岛素治疗已成为常规和共识。如何尽可能减少西药的不良反应及副作用风险，规范糖尿病诊断和治疗；探索综合防治模式，降低基层糖尿病致残率、致死率及急/慢性并发症发生率，提高糖尿病早期确诊率，控制达标率，仍是基层目前面临的主要问题和困难。所以，充分发挥中医药特色优势，中西并重，取长补短，综合治疗，不失是一种切合基层实际的途径和方法。

　　中医认为，糖尿病属于"消渴""消瘅"及"脾瘅"等范畴，《灵枢·五变》："五脏皆柔弱者，善病消瘅。"《素问·奇病论》："此肥美之所发也，此人必数食甘美而多肥也，肥者令人内热，甘者令人中满，故其气上溢，转为消渴。"《临证指南医案·三消》："心境愁郁，内火自燃，乃消症大病""房劳过度，致令肾气虚耗，下焦生热，热则肾燥，肾燥则渴"。由此可见，糖尿病多因人体五脏虚损、过食肥甘、情志失调、房劳过度等因素引发，病变主要涉及肺、胃、肾、心等脏腑。病情证候早期为实症居多，中晚期为虚实兼有，或虚症为多。《伤寒杂病论》《诸病源候论》《千金方》《外台秘要》《医学心悟》等经典均有记载，延至近现代，内容更丰富。所有这些，为我们编写《新编糖尿病中医药防治手册》提供了坚实的理论和实践基础。

因此，我们在认真学习古今中外糖尿病诊疗知识的基础上，遵循《糖尿病防治指南》，立足基层实际，组织编写了《新编糖尿病中医药防治手册》。以期为基层医务人员规范诊疗糖尿病提供帮助，能够更好地帮助广大群众掌握糖尿病中医药及中西医结合的预防、治疗、康复知识，进而不断提高全民健康水平。鉴于我们水平所限，加之时间仓促，所选所述难免有局限，或许还会有许多的欠缺和疏漏，敬请广大读者批评指正。但愿本书的出版能收"壁影荧光，能资斗士；竹头木屑，曾利兵家"（明·张景岳《类经·序》）之功，足感欣慰。

编　者

2019 年 12 月

目　录

第 一 章 总 论

第一节 糖尿病流行病学

我国糖尿病的发病率从1980年的0.67%急剧增加到2019的12.8%，是由于城市化、老龄化、超重肥胖患病率增加以及中国人的遗传易感性等因素所导致[1]。我国糖尿病以2型糖尿病为主，1型糖尿病及其他类型糖尿病少见。男性发病率高于女性发病率，经济发达地区的发病率明显高于不发达地区的发病率，城市发病率高于农村发病率，未诊断糖尿病比例较高。

第二节 糖尿病的诊断与分型

一、糖尿病的诊断

目前国际通用的诊断标准和分类是WHO（1999年）标准，见表1-1、表1-2[2]。

表1-1 糖代谢状态分类（WHO 1999）

糖代谢分类	静脉血浆葡萄糖(mmol/L)	
	空腹血糖	糖负荷后2 h血糖
正常血糖	<6.1	<7.8
空腹血糖受损(IFG)	≥6.1，<7.0	<7.8
糖耐量异常(IGT)	<7.0	≥7.8且<11.1
糖尿病	≥7.8	≥11.1

注：IFG和IGT统称为糖调节受损，也称糖尿病前期，糖尿病的临床诊断应依据静脉血浆血糖检测结果而不是毛细血管血糖检测结果。

表1-2　糖尿病的诊断标准

诊断标准	静脉血浆葡萄糖水平（mmol/L）
(1)典型糖尿病症状(多饮、多尿、多食、体重下降)加上随机血糖检测或 加上	≥11.1
(2)空腹血糖检测或加上	≥7.0
(3)葡萄糖负荷后2 h血糖检测 无糖尿病症状者,需改日重复检查	≥11.1

注：空腹状态指至少8 h没有进食热量；随机血糖指不考虑上次用餐时间，一天中任意时间的血糖，不能用来诊断空腹血糖异常或糖耐量异常。

急性感染、创伤或其他应激情况下可出现暂时性血糖增高，若没有明确的糖尿病病史，就临床诊断而言不能以此时的血糖值诊断糖尿病，须在应激消除后复查，再确定糖代谢状态，检测糖化血红蛋白（HbA1c）有助于诊断。

二、糖尿病的分型

根据病因学证据将糖尿病分4大类，即1型糖尿病、2型糖尿病、特殊类型糖尿病和妊娠期糖尿病（GDM）[3,4]。

三、孕期糖尿病与诊断标准

（一）妊娠糖尿病（GDM）

GDM是指妊娠期间发生的不同程度的糖代谢异常，但血糖未达到显性糖尿病的水平，占孕期糖尿病的80%～90%。孕期任何时间做75 g口服葡萄糖耐量试验（OGTT），5.1 mmol/L≤空腹血糖<7.0 mmol/L，OGTT糖负荷1 h血糖≥10.0 mmol/L，8.5 mmol/L≤2 h血糖<11.1 mmol/L，符合上述血糖值之一即诊断GDM。但孕早期单纯空腹血糖>5.1 mmol/L不能诊断GDM，需要随访。

（二）妊娠期显性糖尿病

妊娠期显性糖尿病也称妊娠期间的糖尿病，指孕期任何时间被发现且达到非孕人群糖尿病诊断标准：空腹血糖≥7.0 mmol/L或OGTT后2 h血糖≥11.1 mmol/L，或随机血糖≥11.1 mmol/L。

（三）孕前糖尿病（PGDM）

孕前糖尿病（PGDM）指孕前确诊的1型糖尿病、2型糖尿病或特殊类型糖尿病。1型糖尿病、2型糖尿病和GDM是临床常见类型。

四、各种类型糖尿病的特点

（一）1型糖尿病

1型糖尿病的病因和发病机制尚不清楚，其显著的病理学和病理生理学特征是胰岛β细胞数量显著减少和消失所导致的胰岛素分泌显著下降或缺失。目前诊断1型糖尿病主要根据临床症状、胰岛功能和胰岛相关自身抗体检测。

1型糖尿病具有以下特点：年龄通常小于30岁；三多一少症状明显；以酮症或酮症酸中毒起病；体型非肥胖；空腹或餐后的血清C肽浓度明显降低；出现自身免疫标记，如谷氨酸脱羧酶抗体（GADA）、胰岛细胞抗体（ICA）、人胰岛细胞抗原2抗体（1A-2A）、锌转运体8抗体（ZnT8A）等。

（二）2型糖尿病

2型糖尿病的病因和发病机制目前亦不明确，其显著的病理生理学特征为胰岛素调控葡萄糖代谢能力的下降（胰岛素抵抗），并伴随胰岛β细胞功能缺陷所导致的胰岛素分泌减少（或相对减少）。

在1型糖尿病中，有一种缓慢进展的亚型，即成人隐匿性自身免疫糖尿病（LADA），在起病早期与2型糖尿病的临床表现类似，需要依靠GADA以及其他胰岛自身抗体的检测才能明确诊断。

（三）特殊类型糖尿病

特殊类型糖尿病是病因学相对明确的糖尿病。随着对糖尿病发病机制研究的深入，特殊类型糖尿病的种类会逐渐增加。最常见的是胰岛β细胞功能遗传性缺陷所致特殊类型糖尿病：（1）线粒体DNA突变糖尿病；（2）青少年的成人起病型糖尿病（MODY）[5]。

第三节　糖尿病中医药诊治综述

一、概　述

近几十年来，随着我国社会经济的发展、物质生活水平的提高，糖尿病的发病率也随之逐年提升。糖尿病是一种以高血糖为主要表现，以多饮、多尿、多食等为主要症状的全身性代谢性疾病，中医称之为消渴病。如果糖尿病没有得到良好的控制，将会产生诸多并发症，如心血管疾病、神经系统疾病等，严重影响患者生活质量与生命安全。因此，寻求更好的治疗方案一直是糖尿病诊治研究的热点，其中中医药防治糖尿病及其并发症是研究的重要方向之一。

二、中医学对糖尿病病名的认识

很多中医病名都以主证或者病机命名，糖尿病在中医学中应属"消渴"范畴。消渴的病名始记载于《黄帝内经》，《素问·奇病论》载："此人必数食甘美而多肥也……故其气上溢，转为消渴。"《灵枢》中记载"怒则气上，胸中蓄积，血气逆留……转而为热，热则消肌，故为消瘅"。认为其病机有饮食不节，脾、胃受伤，胃、肠结热等。消者，消耗之谓，意为消灼。渴者，水竭之意，也即是渴望，渴求补充。瘅者，热病也。《黄帝内经》论述消渴，根据其病因病机、体质等分为膈消、肺消、消中等，对消渴认识似重消轻渴。

东汉张仲景《伤寒杂病论》对消渴病设专篇论述，除强调胃热外，提出厥阴消渴，并用肾气丸治疗男子消渴，得出从脾、胃、肝、肾治疗消渴病的理论，补充了《黄帝内经》主内热中结，病在中、上焦之不足，重点指出消渴病病位在下，为肾消的提出打下了基础，也即为消渴肾病之雏形，其在《伤寒杂病论》中曰："男子消渴，小便反多，以饮一斗，小便一斗，肾气丸主之。"张仲景在消渴症状方面重视小便多，病位方面强调病在下焦，治疗方面突出补肾。所创肾气丸、真武汤开创后世消渴及消渴病肾病治疗之先河。

晋朝陈延之的《小品方》中提出消渴病尿甜为肾气不固、精微下流的病机。隋朝《古今录验方》指出消渴病尿甜，而且还对消渴病消中、肾消做了鉴别。清楚地确定消渴病概念者应为隋·甄立言。甄氏在《古今录验方》中这样论述：

"渴而饮水多，小便数，如脂，似麸片甜者，皆是消渴病也。"明确地说明了消渴病为消耗饮食、消灼津液，使肌肉、经脉、脏腑、筋骨得不到濡养的一类疾病，患者渴望以饮水、饮食等得到补充。

宋代医家根据临床经验与经文互勘，渐定三消分治之局。尤其是宋·赵佶在《圣济总录》中明确提出消渴病中属下消之"消肾"之名。"消渴病久，肾受伤，肾主水，肾气虚衰，气化失常，开阖不利，能为水肿"。"消肾者，由少服石药，房室过度，精血虚竭，石势孤立，肾水燥涸，渴引水浆，下输膀胱，小便利多，腿胫消瘦，骨节酸疼，故名消肾"，"消肾，小便白浊如凝脂，形体羸弱……"。其"小便白浊如凝脂"，就是指消渴病肾病时出现的蛋白尿，亦即"渗漏胎膏，脱耗精液"，为消渴病中肾元受累，肾气不足，精液不固而下泄所致。赵氏明确的消肾概念，补充了《黄帝内经》《伤寒杂病论》对消渴病认识之不足，使消渴病的病名涵盖更加准确。尤其是消肾概念，进一步明确了消渴病中肾脏病变。

其后在《千金要方》及《外台秘要》等医学著作中记载了大量的治疗消渴病及其并发症的方剂。宋代《太平圣惠方》中记载消渴病"夫三消者，一名消渴，二名消中，三名消肾"，首次提出三消概念。"饮水多而小便少者，消渴也；啖食多而饮水少，小便少而赤黄者，消中也；饮水随饮便下，小便味甘而白浊，腰腿消瘦者，消肾也"。这里三消内容已有变化：一是加进了饮食量异常、消瘦、小便味甘而白浊等症状；二是"消中"的内容既不同于"内消"，也不同于"清利"。

金元医家于消渴之辨证尤进一层。金元四大家之一的朱丹溪不仅正式提出了上消、中消、下消之三消的概念，而且描述了三消的症状："上消者，肺也，多饮水而少食，大小便如常；中消者，胃也，多饮水而小便赤黄；下消者，肾也，小便油麻，如膏之状，面黑而瘦。""盖火甚于上为膈（注：现用膈）膜之消，病则舌上赤裂，大渴引饮，以白虎加参主之。火甚于中，为肠胃之消，病善饮者，自瘦自汗，大便硬，小便数，以调胃承气、三黄汤等治之。火甚于下，为肾消，病则烦躁，小便淋滴如膏油之状，以六味地黄丸治之。"

明·张景岳以火、热、阴虚全面论述消渴，又提出阴消之概念。"消证有阴阳，尤不可不察。如多渴者，曰消渴；善饥者，曰消谷；小便淋浊如膏者，曰肾消。凡此者，多由于火，火盛则阴虚，是皆阳消之证也。至于阴消之义，则未有知之者。盖消者，消烁也，亦消耗也，凡阴阳血气之属，日见消失者，皆谓之消，故不可尽以火证为实。何以见之？如《气厥论》曰：心移寒于肺，为肺消，饮一溲二，死不治。此正以元气之衰，而金寒水冷，故水不化气，而气悉化水，岂非阳虚之阴证乎？又如《邪气脏腑病形篇》言：五脏之脉细小者，皆为消瘅。岂以细小之脉而为有余之阳证乎？此《内经》阴消之义，固已显然言之。故凡治消证，必当察其脉气、病气、形气，但见本元亏竭及假火等证，必当速救根本，以资化源。若但知为火而专务清理，未有不败者矣。"

清·尤怡在《金匮翼》中论述："消渴病有三：一渴而饮水多，小便数，有脂如麸片，甜者是消渴也。二吃食多，不甚渴，小便少，似有油而数者，是消中也。三渴饮水不多，但腿肿脚先瘦小，阴痿弱，数小便者，是肾消也。"

清·沈金鳌在《杂病源流犀烛》中谓："三消，燥病也。三消之症，分上中下。上消者，舌赤裂，咽如烧，大渴引饮，日夜无度。中消者，多食易饥，肌肉燥，口干饮水，大便硬，小便如泔。下消者，烦躁引饮，耳轮焦，便溺不摄，或便如胶油。"

清·罗国纲在《罗氏会约医镜》中载："三消者，渴证也，随饮随渴，上焦之津液枯，病在肺，而心脾阳明之火，皆能熏炙蒸而然，故又谓之上消。中消者，中焦脾胃病而身日瘦，又谓之消中。下消者，下焦肾经病也，小便黄赤，或为淋或如膏脂，面黑体瘦，又谓之肾消。此三消者，属火证也。"

近代名医张锡纯在《医学衷中参西录》中明确提出"消渴即是西医所谓糖尿病，忌甜食物""消渴一证，古有上、中、下之分，谓其皆起于中焦而极于上、下，究之无论上消、下消皆渴而多饮、多尿，其尿有甜味"，并且认为三消皆源于脾，治宜重视益气养阴。

三、中医学对消渴病病因的认识

消渴病的病因，早在《黄帝内经》中就已提出禀赋不足、五脏虚弱、精神刺激、情志失调、过食肥甘、形体肥胖等与消渴病发生有着密切的关系。此后，历代医家在此基础上不断补充发挥，使消渴病病因病机理论在争鸣中不断发展，内容日渐充实。中医学认为多种病因皆可导致消渴病的发生，具体包括禀赋虚弱、外感六淫、劳欲过度等[5]。

（一）禀赋虚弱

先天精血元气不足，五脏虚弱，津液不足，则病消瘅。《灵枢》中记载"五脏皆柔弱者，善病消瘅"。《医贯·消渴论》曰："人之水火得其养，气血得其养，何消之有?",亦是此理。中医学中禀赋除指先天所受精血之外,也包含了天赋异禀之意,即不同个体之间体质有差异。在不同体质中,阳明胃热体质、少阴阴虚体质、太阴脾虚体质等易于发生消渴病,即善病消瘅。

(二)外感六淫

中医学认为六淫之邪循毫毛入腠理有可能成为消瘅,如《灵枢·五变》曰:"余闻百病之始期也,必生于风雨寒暑,循毫毛而入腠理,或复还,或留止,或为风肿汗出,或为消瘅",外感热毒,可直接耗气伤阴,引起消渴病,发病多见于1型糖尿病。

(三)劳欲过度

纵欲太过,耗阴伤精,而精血同源,终致真水亏虚,虚火内生,继而消灼阴津,致使阴虚燥热,发为消渴。《千金方·消渴》中记载"盛壮之时,不自慎惜,快情纵欲,极意房中,稍至年长,肾气亏虚"。《外台秘要》曰:"房事过度,劳欲太过,致令肾气虚耗,故也,下焦生热,热则肾燥,肾燥则渴,此皆由房事不节所致。"

(四)情志失调

《灵枢》曰:"怒则气上逆,胸中蓄积,血气逆留……转而为热,热则消肌肤,故为消瘅。"《临证指南医案》云:"心境愁郁,内火自燃,乃消渴大病。"《证因脉治》中亦提到"或悲哀伤肺,煎熬真阴,或思虑伤脾,脾阴伤损"。中医学中认为五脏、五志、五液之间相互关联,相互影响,情志失调可致机体气机逆乱、阴阳气血失调、脏腑功能紊乱,谓之七情动之内伤脏腑,因而情志失调是导致消渴的重要因素。郁怒伤肝,致肝气郁结,肝火内生,郁热耗伤气阴,遂成消渴病。

(五)饮食失节

中医学认为人体的生长发育与先天禀赋、后天补养息息相关,饮食得当,水谷之精充沛则身体盛壮;饮食失当,脾胃受伤,后天之本不固,便生百病,可导致消渴病的发生,如《素问·奇病论》曰:"此人必数甘美而多……故其气上溢转为消渴。"《千金要方》认为,"饮啖无度,咀嚼鲊酱,不择酸咸,积年长夜,醉兴不懈,遂使三焦猛热,五脏干燥,木石尤且焦枯,在人何能不渴?"此外,在《圣济总录》中亦提到"消瘅者,膏粱之疾也,肥美之过,积为脾瘅,瘅病即成，乃为消中"，可见中医学亦将饮食不节认为是消渴病的重要病因之一。

（六）过服温燥之品

中医学中将五谷、蔬菜、肉类及药物皆据其性，辨其寒、热、温、凉之性，认为其寒、热之性不同，服用后皆会对人体产生不同的影响。在我国魏晋南北朝时期有服食丹药的习俗，所以认为过度服用温燥之品可导致消渴病的发生。如《素问·腹中论篇》中讲"热中、消中，不可服膏粱、芳草、石药"。隋代巢元方著的《诸病源候论》中记载"内消病者……由少服五石，石热结于肾，内热之所作也"。在《儒门事亲》中亦提到，"夫石药之药悍，兹热与热气相遇，必内伤脾，此药石之渴也"。

四、中医学对消渴病病机的认识

中医学对消渴病病机的认识自《黄帝内经》始有多种论述，各种病机解释之间既有相互传承亦有发展创新，多种病机认识之间有主流认知也有新颖见解，也正对应消渴病作为一种全身性疾病症状表现多样的情况。

（一）阴虚燥热

中医学认为消渴病的病机之一是阴虚燥热。《素问·阴阳别论》曰："二阳结，谓之消"，阴虚为本，燥热为标，两者互为因果，相互影响，阴阳失衡，阴虚则燥热愈盛，燥热盛则更耗伤阴津。《扁鹊新书》中描述"消渴虽有上、中、下之分，总由于损伤津液所致，盖肾为津液之源，脾为津液之本，本原亏而消渴之证从此致也"。

《灵枢·本脏》曰："肾脆，皆善病消。"金·刘河间《河间六书·消渴》曰："肾消者，病在下焦也，初发如膏淋，下如膏油之状，至病成面色黧黑，形瘦而耳焦，小便浊而有脂。"明·李梴《医学入门》论下消："热伏下焦，肾亏精竭，引水自救，随即溺下，小便混浊如膏淋，然腿膝枯细，面黑耳焦，形瘦……"明·张景岳《景岳全书》曰："下消而兼涩者，宜补宜利，以六味地黄丸之类主之，下焦无火而兼滑者，当以固肾补阴为主。"

明·赵献可《医贯》云："……何消之有？……摄养失调，水火偏胜，津液枯槁，以致龙雷之火上炎，熬煎既久，胃肠合消，五脏干燥，令人四肢消瘦，精神倦怠。故治消之法，无分上中下，先治肾为急。"

明·马兆圣《医林正印·三消》曰："消渴者，乃阴虚阳盛之证，水火不能相济也。天一生水，肾实主之。膀胱为津液之腑，所以宣行肾水者也，赖肺气下输以滋生，故肺为津液之脏，自上而下，三焦脏腑，皆围于天一真水之中。《经》谓水之本在肾、末在肺者是也。真水不竭，安有所谓渴哉?"清·何梦瑶《医碥·杂症·消渴》曰："下消者，烦渴引饮，小便如膏，面色鑫黑，耳焦枯，两腿消瘦，此肾热也，又名肾消，六味地黄丸主之。多因色欲过度，服金石药，肾水涸竭，虚阳上炎，不交精出，小便淋浊，阳道常坚，古谓之强中也。"清·林珮琴《类证治裁·三消论治》曰："下消主肾，虚阳烁阴，引水自救，溺浊如膏，精髓枯竭，是为肾消……故肾消者乃上、中消之传变，肺、胃之热入肾，消烁肾脂，饮一渡如膏油。"清·陈士铎《石室秘录·消渴证治》曰："消渴之证，虽分上、中、下，而肾虚以致渴，则无不同也。故治消渴之法，以治肾为主。"

(二) 脏腑功能失调

消渴病临床表现多样，中医认为其与不同脏腑阴阳失调或损伤有所侧重有关，病变部位主要在肺、胃、肝、肾。

脾、胃受损:《黄帝内经》指出胃肠结热、阴液亏虚是消渴病发生的主要机理，《金匮要略》中通过辨趺阳脉之浮数阐述胃热津伤、阳明燥结为消渴之病机。脾、胃为后天之本，胃主受纳，腐熟水谷，脾为胃行其津液，燥热伤及脾、胃，致使胃火炽盛，脾阴不足，则口渴多饮，多食易饥，脾气削弱，不能传输水谷精微，则水谷精微向下流注小便，小便味甘。

燥热伤肺:肺主气，为水之上源，主输布津液。肺为娇脏，邪毒易侵，燥热伤肺，津液输布失调而下行，则出现小便频数。津液输布不利，机体失去濡养，则口渴多饮。《医学纲目·消瘅门》中提到"盖肺藏气，肺无病则气能管摄津液之精微……肺病则津液无气管摄，而精微亦随溲下，故饮一溲二"。李梴在其《医学入门·消渴论》中说"热敷下焦，肾亏津竭，阴水自救，随即溺下，小便混浊如膏淋，腿膝枯细，面黑耳焦，形瘦。"

肝气郁结:肝主疏泄，调畅气机。气机通畅，气为血帅，能行血摄血，亦与水谷精微转化为营血和津液密切相关。肝气郁结，气机逆乱，可使水精输布失常，与消渴病的发生发展密切相关。如清代医家黄载坤在《四圣心源·消渴》中认为，"消渴者，足厥阴之病也，厥阴风木与少阳相火为……疏泄不遂则相火失其势藏。"郑钦安也有相关论述，在《医学真传·三消症起于何因》中认为"消症起于厥阴风木主气，盖以厥阴下水而上火，风火相煽，故生消渴诸症"。

肾之阴阳亏虚：肾为封藏之本，元阴元阳寓寄之所，肾阴亏虚，虚火内生，虚火上炎，灼伤心、肺则见烦渴多饮，灼伤脾、胃则消谷善饥，继而三脏皆现阴虚火旺之象。《石室密录》中云："消渴之证，虽分上、中、下，而肾虚而至，则无不同。"此外，也有医家主张肾阳虚衰亦是消渴病机之一，如张仲景用肾气丸温补肾阳的方法治疗男子消渴，如《金匮要略·消渴小便不利淋病脉证并治》中记载"男子消渴，小便反多，以饮一斗便一斗，肾气丸主之"。唐·王焘在《外台秘要·消渴消中门》中最先记载了消渴病尿甜的发现，并对其发生的原因作了阐述："消渴者，原其发动，此则肾虚所致，每发即小便至甜""腰肾既虚冷，则不能蒸于上，谷气则尽下为小便也，故甘味不变"，明确指出肾阳亏虚是导致消渴病尿甜的根本原因。宋·张杲《医说》在谈及消渴病时认为："论消渴者，肾虚所致，每发则小便甜，医者多不知其故，故今方缺而不言。《洪范》言：稼穑作甘。以物理推之，淋饧醋酒作脯法，须臾即皆能甜也。足明人食之后，滋味皆甜，流在膀胱。若腰肾气盛，是为真气，上蒸脾胃，变化饮食，分流水谷，从二阴出。精气入骨髓，合荣卫气，行血脉，荣养一身。其次以为脂膏，其次以为血肉也。其余则为小便，故小便色黄，血之余也。臊气者，五脏之气；咸润者，则下味也。腰肾既虚冷，而不能蒸于谷气，则尽下为小便，故甘味不变，其色清冷，则肌肤枯槁也。犹知乳母，谷气上泄，皆为乳汁。消渴疾者，下泄为小便，此皆精气不实于内，则使羸瘦也。又，肺为五脏华盖，若下有暖气蒸，则肺润；若下冷极，则阳气不能升，肺干即渴。《易》有否卦，乾上坤下，阳无阴而不降，阴无阳而不升，上下不交，故成否也。譬如釜中有水，以火暖之，其釜若以板覆，则暖气上腾，故板能润也；若无火力，火气则不能上，此板则终不能润也。火力者，则是腰肾强盛也。常须暖补肾气，饮食得火力，则润上而易消，亦免干渴也。故仲景云宜服八味肾气丸。此病与脚气虽同为肾虚所致，其脚气始发于二、三月，盛于五、六月，衰于七、八月。凡消渴始发于七、八月，盛于十一月、十二月，衰于二、三月，其故何也？夫脚气壅疾也，消渴宣疾也。春夏阳气上，故壅疾发而宣疾愈；冬秋阳气下，故宣疾发则壅疾愈也。审此二者，疾可理也。犹如善为政者，宽以济猛，猛以济宽，随事制度尔。仲景云，足太阳者，膀胱之经也，膀胱者，肾之脏。小便数，此为气盛，气盛则消谷；大便硬，衰则为消渴也。男子消渴，饮一斗，小便亦得一斗，宜八味肾气丸。"张氏强调了肾虚是消渴及消渴肾病之病机关键，兼论及了脾胃运化与人之小便相关，但着墨极少，尤其推崇仲景之肾气丸，亦与对病机认识有关。

　　明代张景岳将消渴分为阴消、阳消。在其《景岳全书·三消干渴》中记载"阳不化气，则水精不布；水不得火，则有降无升。所以直入膀胱而饮一溲二，以致泉源不滋。天壤枯涸者，皆真阳不足，火亏于下之消证也。"认为阳虚血亏可致消渴。又云："阳虚之消，谓宜补火，则人必不信，不知釜底抽薪，氤氲彻顶，槁禾得雨，生意归巅，此无他，皆阳气之使然也，亦生杀之微权也。余因消证多虚，难堪剥削，若不求其斫丧之因而再伐生气，则消者愈消，无从复矣。"

　　此外，亦有医家提出热毒熏蒸、瘀血阻滞也是消渴病的病机之一。宋代《太平圣惠方》中第一次提到"热毒"一词，认为"热毒在内，不得宣通，关膝闭塞，血脉不行，热气蒸于脏腑，则令心肺烦热，咽喉干燥，故令渴不止，而饮水过度也"，热毒壅塞经脉，致使气血运行失常，津液输布异常，使渴而饮水不解。瘀血在中医学中作为一种病理状态及病理产物，在在病程迁延日久、气血亏虚、运行无力时易产生，又可作为病因推动疾病的进一步发展，在《黄帝内经》有"怒则气上逆，胸中蓄积，血气逆留……转而为热，热则消肌肤，故为消瘅"的记载。有医家认为瘀血阻滞亦可引起消渴病的发生，如唐容川《血证论》中认为"瘀血在里则渴，所以然者，血与气本不相离，内有瘀血，故气不得通，不能载水精上升，是以为渴"。

（三）消渴病病机复杂

　　研究发现，糖尿病自然病程，胰岛素抵抗、胰岛素分泌功能减退贯穿始终。而从中医病机分析热伤气阴，实际上也是贯穿于消渴病及其并发症病程中。消渴病从证候特点分析，初病多实，久病多虚实夹杂，总体来讲，本虚标实为其证候特点。就本虚证而言，最常见者无外是阴虚证、气虚证、气阴两虚证、阴阳俱虚证；标实证包括胃肠结热证、脾胃湿热证、肝经郁热证、痰火内扰证以及肝阳上亢证、气滞证、痰湿证、血瘀证等。在消渴病辨证中，本虚证还可兼见气血亏虚证，标实证还可表现为饮邪内停证、水湿内停证、湿浊中阻证等。

五、中医对消渴病的治法概述

　　中医学对消渴病病因病机的认识存在继承、发展、创新的过程，同样，与之对应的治疗方法在不同时期也有不同的变化及侧重点，各种治疗方法不是相互替代，而是并存发展，不同医家根据自己对消渴病的见解立法组方遣药。

　　大体上在隋唐以前，中医治疗消渴病及其并发症，多以方证辨证为主。《黄帝内经》中记载了胃肠积热、阴液亏损的病因病机而未详述具体方剂。在《金匮要略》中用肾气丸治疗男子消渴，用白虎加人参汤治疗有消渴症状表现的疾病，取其生津止渴之意。

宋代以后提出三消的概念，出现三消辨证分治的方法。李东垣在《活法机要》中详述三消病症的临床表现及对应的治法，认为"消渴之疾，叁焦受病也。有上消、有消中、有消肾。上消者肺也，多饮水而少食，大便如常，小便清利。如其燥在上焦也，治宜滋阴以润其燥。消中者，胃也，渴而饮食多，小便赤黄。热能消谷，如其热在中焦也，治宜下之。消肾者，初发为膏淋，谓淋下如油膏之状，至病成而面目黧黑，形瘦而耳焦，小便油而有脂液，治法宜养血以肃清，分其清浊而自愈也"。在元代朱丹溪的《丹溪心法》中提到"消渴，养肺、降火、生血为主，分上中下治"。

（一）三消辨证论治

在三消辨证分治的理论指导下，不同医家遣方用药根据其何焦何脏所主之不同，提出了相应的用药法则。如明代费伯雄在其《医醇賸意·三消篇》中提到"治上消，当于大队清润中，佐以渗湿化痰之品，伍用贝母、茯苓、陈皮、半夏、蛤粉之属""治中消，清阳明之热，润燥化痰，伍用茯苓、陈皮、半夏等"。而明代周慎斋在其《慎斋遗书》所记载的其治疗消渴病的具体处方，"口干口渴多饮，消渴也，黄芪九钱，甘草三钱。上消百杯不止渴，宜清肺。麦冬、五味、黄连煎服，条芩、杏仁、瓜蒌、栀子、玄参、干姜各三钱，诃子、人参各五钱，丸服，专补脾阴之不足，用参苓白术散米糊丸服，中消熟食而不充饥，或下浓浊，赤白如豆渣，病亦难愈。盖食多不饱，饮多不止渴，脾阴不足也。用山药、归身、茯苓、陈皮、甘草、薏苡仁；或清脾火，大黄、栀子、石膏、枯芩、茯苓、连翘、乌梅各二钱，诃子、人参各五钱；或用黄连五分，入猪肚内煮熟食，或川连、白术等分丸服。下消因色欲而玉茎不萎，宜清肾，黄柏、知母或黄柏、知母、泽泻、栀子、生地五味各二钱，诃子、人参各五钱。"而清代程钟龄总结出的消渴病的辨证方法简明扼要，对现代消渴病的辨证影响很大，其在《医学心悟·黄柏三消》中提到，"口渴多饮为上消，治当润肺生津；多食易饥为中消，治当清胃益阴；多尿尿甜为下消，治当滋阴补肾。"不论是辨方证治疗还是依据三消理论辨证论治，就其治法层面讲，除上述文献中体现出的滋阴清热法外，还有活血化瘀法、补肾健脾法等。如用活血化瘀法治疗消渴的理论可溯源至《灵枢·五变》

"七情致病，怒而气滞，气滞导致血瘀，郁而化热，发为消渴"。

（二）从肾论治

从肾论治消渴在汉代张仲景《金匮要略》便有用肾气丸治疗消渴的记载。张景岳则在《景岳全书·三消干渴》中将消渴分为阴消、阳消，并且认为"阳不化气，则水精不布，水不得火，则有降无升，是皆阴消，实为肾水不足，治宜壮水"。而李梴在《医学入门·消渴》中认为"治渴初宜养肺降心，久则养脾，盖本在肾，标在肺，肾暖则气上升而润肺，肾冷则气不升而肺焦，故肾气丸为消渴良方也"。

（三）补脾益气法

补脾益气的方法治疗消渴，也有应用，如李用粹就以参苓白术散作为主要方剂，其在《证治汇补·消渴篇》中记载"五脏之精华，悉运乎脾，脾旺则心肾相交，脾健而津液自化，故参苓白术散为收功之神药也"。

（四）补虚泄实法

张景岳认为"凡治消之法，最当先辨虚实，若查其脉证，果为实火，致耗津液者，但去其火，则津液自生，而消渴自止。若由真水不足，则悉属阴虚，无论上中下，急宜治肾，必使阴气渐充，精血渐复，则病必自愈"。

（五）运动疗法

古代中医家就已经认识到饮食起居对消渴病病情有影响，提出了运动疗法和饮食宜忌，这与现代医学中糖尿病治疗过程中强调的一般治疗措施基本一致。如《诸病源候论》中提到"先行一百二十步，多者千步，然后食之"。

（六）饮食疗法

而早在《素问·腹中论》中就提出"热中、消中，不可服膏粱、芳草、石药"。其后孙思邈更是指出"夫消渴者，凡积久饮酒，无有不成消渴病者……所慎者三，一饮酒、二房室、三咸食，能慎此者，虽不服药，而自可无他"。

及至近代，张锡纯提倡重视治脾，强调益气养阴。施今墨则认为应当脾、肾同治，事实上并不参照三消辨证论治的认识诊治消渴病。施今墨先生治疗消渴病以毓阴清热、益气健脾为基本法则。施先生认为三消之表现，仅为消渴病的一个证候，而多数患者均伴有不同程度的少言、倦怠劳累、喜卧自汗、虚胖无力或日渐消瘦、舌质胖大或有齿痕、脉沉缓等正气虚的征象。血糖系饮食所化之精微，若失健运，则血中之糖不能输布于脏、营养四肢，使血糖蓄积而增高，蓄积过多的血糖，随小便漏泄而排出体外，致使尿有甜味，尿糖阳性，故消渴病患者气虚证的出现，多因脾失健运、精气不升、生化乏源导致，脾喜燥而恶湿，若消渴病患者常用甘寒苦寒泄阴降火之品，可致脾功能受损，中焦运化无力，水谷精微之气不足以营养气血，则气虚不足之象日趋严重，因而病情迁延，久治不愈。

治疗消渴病，除滋阴清热外，健脾补气法也不可忽视。肾为先天之本，脾为后天之本。滋肾阴以下降妄炎之火，补脾气以助运化之功，使水升火降，中焦健运，气复阴回，糖代谢即可复常。故治疗消渴病有三消者，从脾、肺、肾入手，尤以脾、肾为重点。每以养阴清热、益气健脾为大法，基本方为：党参、麦冬、生地黄、五味子、黄芪、山药、苍术、玄参。此乃增液汤合生脉散，再加黄芪配山药、苍术配玄参而成。施先生创立的降尿糖、血糖药对治疗消渴病十分有效，为临床医者推崇，黄芪配山药降尿糖：消渴病尿糖多，系因脾肾不足、中气不升、固摄失权、精微下滑所致。黄芪甘温，补中益气升阳而止渴；山药甘平，益脾阴固肾精。两药配用，气阴兼顾，健脾益气生津，补肾涩精止遗，相得益彰，使脾气健旺，下元固壮，漏泄自止，则尿糖减少或消失，且能改善脾虚乏力诸症。苍术配玄参降血糖：血糖升高乃是脾失健运和郁火内蕴，伤及气分营血所致。苍术辛、苦、温，入脾、胃二经，燥湿健脾敛精；玄参甘、苦、微寒，入肺、肾二经，滋阴降火，清热解毒。两药相伍，既有健脾敛精以助运化之功，又能滋肾阴以降妄炎之火，使水升火降，中焦健旺，气复阴回。糖代谢复常，则血糖自降。以上两对药，一阴一阳，一脾一肾，降血糖，除尿糖，确有效验。

除此之外，施先生还常用下列对药，效果亦好。生石膏、肥知母配人参降血糖：施先生认为消渴病病人经治疗后血糖下降，症状为口干舌燥、烦渴引饮、脉洪大或滑数者，多为内热炽盛，气阴两伤。壮火可以食气，热盛必伤阴津，故宜清热与益气生津并用。生石膏甘、辛、寒，入肺、胃二经，清热生津，除气分热盛所致之烦躁而渴；知母苦、寒，入肺、肾、胃三经，清热养阴滋肾阴，擅泻虚火，清肺、肾热而除烦止渴；人参甘、温，入脾、肺二经，补气生津止渴。三药起协同作用，清上、中、下三焦之燥热，养肺、胃、肾三脏之阴液，大补肺、脾之气，使燥热除，气阴复，糖代谢正常，血糖亦随之而降。其中生石膏、肥知母要重用。生石膏可用至50 g，肥知母可用至20 g，人参亦可用党参代替，但必须症状为口渴，脉洪或滑数，否则应慎用。用于治疗糖尿病酮症可使尿中酮体很快消失。

天花粉配生地降尿糖：生地甘、苦、寒，入心、肝、肾三经，滋补肝肾，养阴清热；天花粉甘、寒，入肺、胃二经，清热生津，润燥止渴。两药功用近似，伍用相得。养肺、胃、肾三脏之阴津，清上、中、下三焦之燥热，使水升火降，气复阴足，外泄即可自止，尿糖随之减少或消失而转为阴性。治疗糖尿病尿糖不减者，重用天花粉、生地。天花粉可用至50 g，生地用25～50 g。天花粉、生地虽寒而不伤胃，滋润而不腻滞，具有养阴清热、润燥生津止渴之功效，是治疗消渴病较为理想之品。

乌梅伍五倍子降尿糖：乌梅酸、涩、平，入肺、脾、大肠经，和胃生津，涩肠止泻；五倍子入肺、肾、大肠经，清热得火，涩肠止泻。两药伍用，相互协同，有固中气、涩浮精、除燥热、生津止渴的功效，可使漏泄止，尿糖亦随之减少或消失。

丹参配葛根活血养血，生津润脉：丹参苦、微寒，入心、肝二经，养血活血；葛根甘、平，入脾、胃二经，清热生津止渴。两药伍用，相互协同，有养血活血、生津润脉之功效。用于瘀血内阻，兼有阴虚所致之心悸，胸闷疼痛，口舌干燥，舌质黯红，脉细涩或细数等。无瘀血诸症时亦可用之。瘀血与消渴病互为因果。现代研究证实，丹参有扩张冠状动脉、增加血流量、降血压、降血糖作用。葛根用于治疗冠心病引起之心绞痛有一定效果。此药对用于治疗糖尿病合并高血压、冠心病效果较佳。

施先生对消渴病临证加减变化颇有见地。消渴病尤以虚热之证最为常见，治虚热证可用白芍、五味子、生地、麦冬、玄参、乌梅等药，甘酸化阴生津补液，且能除热。如脉现洪数有力，则为实热，当以三黄石膏汤之类为主方，折其炎上之势。施先生喜用绿豆衣与薏苡仁为伍。绿豆衣清凉止渴，解毒益胃肠，《本草纲目》称其甘寒之性在皮，薏苡仁甘、微寒，健脾胃，性能燥湿，《本草纲目》内载："消渴饮水不止以薏苡仁煮粥疗之"。临床用之，确无燥阴之嫌。两者合用，既能除肠、胃所蕴热毒，且健脾益胃，奏效颇速。消渴病之渴饮无度，为伤阴之象，习用增液汤合生脉饮加石斛等药。饮一溲二多为肾阴亏损之症，宜用汁多腻补之品，如黄精、玉竹、山萸肉、枸杞子、肉苁蓉、菟丝子、续断、熟地之类。至于补肾阳之药，如巴戟天、补骨脂、干姜、附子等药慎勿轻用，但属于阴寒证者，则用肉桂、附子、青娥丸等方能奏效。然必须辨证准确，用之始当，以其属于阴寒之病例较少故也。消渴病确属虚寒性者，常见尿意频繁，小溲清长，朝夕不断，症似尿崩，有时尿作淡青色，有时上浮一层如猪膏，口渴不欲饮食，舌淡不红，苔薄白，或润或不润，气短音低，大便溏，四肢厥冷诸证。六脉常见沉迟，尺部尤甚，虚象毕现，行将虚脱，此即所谓消渴病之属虚寒者。譬诸库存，彻底倾出；譬诸炉火，薪燃无继。若不得大量物资救济以峻补回阳，则油尽灯干，险变立至。此等病症，极应速进壮火、补虚、固脱之剂，冀先挽颓势，再议其余。药用上肉桂（切碎蒸汁兑入，不可火煎）24 g，鹿茸粉（另装胶囊分两次随药送服）3 g，黑附子18 g，桑螵蛸9 g，山萸肉12 g，大山参12 g，巴戟天9 g，补骨脂9 g，覆盆子9 g，金樱子9 g，野白术15 g，怀山药30 g，芡实米30 g，炙甘草9 g，文火煎服。方中重用肉桂、附子以益火之源，巴戟天、补骨脂助命门以固肾本；人参、鹿茸、白术、山药以补中气之虚，金樱子、覆盆子等实为固脱要药；山萸肉、山药、芡实等可收填髓之功，玄参、附子、白术合用，则心、脾、肾同受其益。肢冷、纳少、便溏、气短、声低诸症，均可消除。临床遇证候相符之患者，往往一剂即获疗效，重者二三剂，无须多服。其他遗留症状可随证施治，以善其后。

北京协和医院祝谌予先生治疗消渴病着重于养阴益气和活血化瘀。祝先生根据中医理论并结合施今墨先生的经验，认为消渴病虽有虚实之分，然三消之症多虚，病本在于肾虚，故治疗消渴病以增液汤合生脉散、玉锁丹，再加苍术配玄参，具体药用苍术、玄参、生黄芪、山药、生地、熟地、党参、麦冬、五味子、五倍子、生龙骨或生牡蛎、茯苓。从肺、脾、肾三脏入手，尤以脾、肾为重点，着重先、后天两方面滋养培本，屡见显效。方中之所以选用增液汤、生脉散和玉锁丹，是因三方均从肺、脾、肾三脏滋养培本，清热益阴论治。增液汤以麦冬甘、寒，生津清热，润肺养胃，偏于中、上焦；以生地之甘、苦、寒，滋阴清热，补益肝肾，偏于下焦；以玄参之苦、咸、寒，滋阴清热、入肺、胃、肾，作用于三焦。三药合用，养肺、胃、肾三脏之阴液，清上、中、下三焦之燥热。生脉散以党参补益脾、肺之气；麦冬滋养肺、胃之阴；五味子敛涩肺阴肾精。三味配用重在肺、脾、肾三脏，益气生津敛阴。玉锁丹用五倍子入肺、肾，酸敛涩精降火；龙骨入心、肝、肾，甘涩固精，潜阳安神；茯苓入心、脾、肾，补气健脾而利水。三者伍用敛精固精降火安神，功在肺、脾、肾。上述三个成方再加黄芪配山药、玄参伍苍术，两对药组成的基本方，有滋阴清热、益气生津、敛气固精的功效。方中苍术、茯苓健脾祛湿，补中寓消，滋而不腻，使燥热清、气阴复，能恢复肺、脾、胃、肾诸脏功能，使水谷运化正常，三消之症自愈。基本方由三个古方组成，药味虽多而不杂乱，且主次分明，配伍巧妙。尿糖不降，重用生地，或加乌梅、天花粉、五味子；血糖不降，加人参白虎汤（人参可用党参代，知母、生石膏要重用）；兼有高血压或冠心病，或夜间口干，舌红生刺者加葛根、夏枯草、石斛、生山楂、丹参等；下身瘙痒者加知母、黄柏；皮肤瘙痒者加地肤子、苦参；失眠者加炒枣仁、女贞子、何首乌、白蒺藜；心悸者加石菖蒲、远志、生龙骨、生牡蛎；大便溏薄者加莲子肉、芡实；自觉燥热殊甚者则用引火归原法，而加肉桂3g；阳痿、腰酸、形寒肢冷者加巴戟天、补骨脂、仙灵脾、附子、肉桂等。

祝先生治疗消渴病又一特点是倡活血化瘀。消渴病之病理机制为阴虚燥热，最后导致血阴阳俱衰。血瘀为本病之标，治疗时应在辨证的基础上，以治本为主、活血化瘀治标为辅，或标本并治。但活血化瘀法要贯穿于治疗的始终，即使瘀血症状不明显，也应防患于未然，"疏其气血，令其条达"。用药多选用丹参、葛根、鸡血藤、赤芍、当归等养血活血之品，以防温燥伤阴，而达水增舟行之目的。祝先生常用活血化瘀方有：调气活血方（木香、当归、益母草、赤芍、川芎）；五香散（五灵脂、香附、黑白丑）；血府逐瘀汤（生地、桃仁、红花、甘草、枳壳、赤芍、当归、川芎、牛膝、柴胡、枯梗）；补阳还五汤（黄芪、当归尾、赤芍、地龙、川芎、桃仁、红花），均加黄芪配山药、玄参伍苍术两个对药施治。除用古方加减外，祝先生还拟得一首活血化瘀治消渴病的经验方，名曰降糖活血方，由广木香、当归、益母草、赤芍、川芎、丹参、葛根、苍术、玄参、生地、生黄芪组成。方中用丹参、川芎、益母草活血化塞；当归、赤芍养血通络；木香行气止痛，使气畅血行，增强活血药的化瘀效果；葛根生津止渴、扩张血管；苍术、玄参、生地、黄芪益气养阴。实验证明，对长期注射胰岛素的1型糖尿病患者，或有慢性并发症的2型糖尿病患者，应用本方治疗后常使部分患者的胰岛素用量减少甚或停用，而病情仍控制满意。祝先生对消渴病慢性并发症的治疗经验亦属难得。自拟降糖对药方：生黄芪、生地、丹参、玄参各30g，苍术、葛根各15g，视网膜病变早期加川芎、白芷、菊花、青葙子、谷精草，晚期加大蓟、小蓟、茜草、槐花、三七或云南白药；肾病蛋白尿重用生黄芪，加山药、益母草、白茅根、白花蛇舌草；血尿加生荷叶、生侧柏等；水肿加车前草、旱莲草等；血压高加牛膝、桑寄生等。水肿用防己黄芪汤合六味地黄汤或桂附地黄汤加减；贫血用参芪四物汤加制首乌、女贞子等；血肌酐、尿素氮增高用香砂六君子汤加石菖蒲、佩兰等；周围血管病变加桂枝、威灵仙、炮附片、苏木、刘寄奴等；周围神经病变用四藤一仙汤（鸡血藤、络石藤、海风藤、钩藤、威灵仙）。

北京中医药大学附属东直门医院吕仁和先生对消渴病的认识和治疗颇为全面，理法方药论述尤为详备。其认为中医辨证治疗消渴病，不仅能解决单用降糖药物所不能解决的许多问题，而且也可使病人的病情逐步稳定或解除痛苦，使血糖降到正常。吕先生认为从古至今对消渴病的论述甚多，近年来的研究亦发展较快，但是尚无统一认识，都在不断地探索。吕先生对消渴病病人比较复杂的实际情况进行了全面细致的分析，又综合了中医的病因、六经、八纲、脏腑、气血津液等辨证方法，分为五期辨证论治。吕仁和先生则在发掘《黄帝内经》中关于"脾瘅""消渴""消瘅"等相关论述的基础上，结合糖尿病及其并发症临床实际，提出了分期分型辨证的思路，主张分糖尿病前期、临床期、并发症期三个阶段，在分期的基础上，本着虚辨证型、实辨证候的精神，主张分期分型辨证。如糖尿病前期（脾瘅期），分阴虚肝旺型、阴虚阳亢型、气阴两虚型；临床期糖尿病（消渴期），分阴虚燥热型、肝经郁热型、胃肠结热型、肺胃实热型、湿热困脾型、肺热化毒型、气阴虚损型、经脉失养型，重视分期分型的基础上，针对性选方用药。至于糖尿病并发症期（消瘅期），可出现心、脑、肾、眼底、足等多种血管神经并发症，常为多种并发症并存的局面，或以一种并发症为主，同时兼有另一种或几种并发症，临床当根据具体情况，进一步进行分期分型辨证论治。这种分期、分型辨证模式开放性强，体现着"寓防于治、防治结合"的精神，可以根据糖尿病各期纷繁复杂的证候，针对性选用不同的治法，曾被作为《中国中医药学会糖尿病学会标准》在行业推广。

林兰教授则主张把糖尿病分为阴虚热盛、气阴两虚、阴阳两虚三型，认为早期多阴虚热盛，其后气阴两虚增多，最后多阴阳俱虚。

杨叔禹教授推崇经典理论，认为糖尿病主要病位在脾，病机以"虚"为本，以痰湿、热郁、血瘀为标，提出"经纬分析法"，以机能状态为经线，病位和病理因子为纬线，交叉辨证，治疗上提倡"综合调治"等思路，总结出"补脾八法"，创制平糖胶囊系列，分别适用于益气养阴、清热利湿、活血化瘀。在临床处方用药中体现了健脾利湿为主，清热养阴、活血化瘀并举，既启发了中医辨治糖尿病的新思路，又显示了中药剂型改良后的优势，开创中医药治疗2型糖尿病的新方向[5]。

庞国明教授首创纯中药"序贯三法"治疗2型糖尿病，临床疗效确切，总结出了糖尿病中医治疗的"三辨诊疗模式"和汤剂、成药（院内制剂）、药茶之"序贯三法"，疗效确切、效果显著。

倪青认为糖尿病患者应在控制血糖的基础上预防并发症，注重糖尿病的"糖毒性"，在控制血糖的同时，宏观微观结合治疗，增强患者的体质，纠正代谢紊乱，预防各种急/慢性并发症的发生。患者的高血糖状况即"糖毒性"，治疗时多以降糖药对为主，常用的降糖药对包括苍术配玄参、黄芪配生地、黄芪配山药、黄芪配党参、葛根配丹参等。早期的并发症可以用"截断扭转法"进行逆转，中期的并发症要积极进行对症治疗并可用经验药对改善指标，阻止其继续发展，晚期的并发症则在对症治疗的基础上运用中医药辨证施治[6]。

六、中医特色疗法

中医特色疗法源远流长，从《黄帝内经》始，除了口服中药外，还有针、灸、熏、贴、洗、熨、吸、推拿、导引等诸多方法。现对消渴病常用中医特色疗法及相关机理作一概述：

（一）中药足浴

中药足浴疗法是将中药熬煮后进行足部浸洗，以达到治疗疾病的目的。根据生命全息理论，足部是人体很重要的一个全息元，每个全息元都是整个机体的信息缩影。各个脏器在足部均有特定的反射区。足部是足三阳经与足三阴经的交汇处，是足三阴起始处、足三阳终止处，分布着五输穴、八脉交会穴等诸多穴位，是经气汇聚之处，通过经络联络五脏六腑。因此，通过中药足浴可使药性及热性通过皮肤渗透经络、血脉，直达脏腑，激发、调节经络及脏腑功能，调理气血，起到治疗疾病的作用。中药足浴方除辨证论治用于治疗糖尿病外，更多用于糖尿病周围神经病变、周围血管病变和糖尿病足等并发症。这些并发症可归于中医"痹病""痿病""脱疽"等范畴。因此，治疗原则为益气温阳为活血通络、祛湿托毒，辨证施治。现代医学研究发现中药足浴外部给药的方式，不经过肝脏"首过效应"，不会被消化酶破坏，可大大提高药物的利用度，且有研究发现足浴常用的温阳活血通络等药物，经足浴透皮吸收后可延长下肢运动神经诱发电位潜伏期，提高传导速度及感觉神经传导速度，从而改善下肢神经功能。并能降低血黏稠度，改善血液流变学，扩张血管，使局部血流量明显增加，从而改善微循环。

（二）中药穴位贴敷

穴位贴敷疗法是将中药制成软膏或药饼贴于相应穴位上，通过穴位对药物的吸收经过经络进而产生治疗的作用。选择皮肤、角质层比较薄的地方，及对全身调节脏腑气血阴阳作用较强的穴位，促其药性从毛孔而入腠理，通经贯络，直达病所。穴位贴敷疗法有着极为悠久的历史，春秋时期，贴敷药的运用多是以治疗外伤，如肿、痛、痈等为主。至宋代，贴敷疗法配合腧穴的运用更为广泛，且治疗疾病不局限于外科范围，也用于治疗内伤杂病。选药或去腐排脓、止痛生肌，或驱风寒、和气血、消痞满，随证加减。现代医者多运用贴敷疗法治疗糖尿病胃肠疾病，如糖尿病胃轻瘫、糖尿病性腹泻、糖尿病性便秘等。所选穴位以神阙、天枢、中脘、足三里等为主。现代研究认为，除了避免"首过效应"外，穴位本身具有对药物的外敏感性及放大药效的作用，因此穴位贴敷利用经络及药物的协同作用，使药效循经直达病所，作用直接且疗效确切。

（三）穴位注射

穴位注射又叫水针疗法，是以传统经络理论为基础，将小剂量中药液注射到穴位中。其治病机理与中药穴位贴敷有相同之处，是对中医传统疗法的创新。现代研究认为穴位注射较普通贴敷药物疗效更大，且不同经穴对相同药物反应性不同，经穴有辨别性地接受化学性刺激的性质，这正是药物的归经理论表现所在。因此通过穴位注射来治疗糖尿病胃肠病、糖尿病周围神经病变、糖尿病足等并发症可增强药物疗效，临床应用安全有效。常用中药注射液有当归注射液、丹参注射液、柴胡注射液、川芎嗪注射液、鱼腥草注射液、清开灵注射液等。一般多选择经气较强的常用降糖穴位如胰腧、脾腧、肾腧、夹脊穴、足三里、三阴交等。

（四）中药灌肠治疗

中药灌肠治疗可使药物直达病所，提高药物利用率，减少副作用，缩短病程。临床多用来治疗糖尿病肾病、糖尿病性腹泻等。治疗糖尿病肾病的常用灌肠药物有大黄、附子、丹参、白花蛇舌草、蒲公英、龙骨、牡蛎等，作用为通腑泄浊、祛除湿毒。治疗糖尿病性腹泻的常用药物有附子、干姜、诃子、吴茱萸、五味子、黄连、乌梅、党参、黄芪等，作用为温补脾肾、涩肠止泻。

（五）中药封包

将有理气活血、温阳通络、除痹止痛作用的中药制成手足药套或采用药巾湿敷的方法治疗糖尿病周围神经病变，取得了较好疗效。作用机理与中药足浴相同，但作用持续时间更长。

（六）针灸治疗

针灸治疗消渴病最早见于《史记·扁鹊仓公列传》："灸其足少阴脉口……又灸其少阴脉……"这是最早以灸法治疗消渴病的病案记录。晋代皇甫谧的《针灸甲乙经》、唐代孙思邈的《备急千金要方》均有丰富的针灸治疗消渴病的记录。一般认为针灸对轻、中度非胰岛素依赖性糖尿病有较好的疗效，对重度非胰岛素依赖性糖尿病疗效差。

现代研究证实，针灸有很好的双向调节空腹血糖及餐后血糖的作用。针灸可调节胰岛细胞的结构和功能，降低高胰岛素血症同时又能刺激胰岛素分泌，提高胰岛素受体数目，从而提高身体对胰岛素利用度。针刺还可引起中枢及外周性阿片肽类的变化，而阿片肽水平变化可能与非胰岛素依赖性糖尿病的发病及糖代谢紊乱有关。此外，针灸还能改善脂质代谢、降低血黏度、改善血管弹性和微循环、防止血栓形成、增强抗氧化能力、抑制体内活性氧损伤，针灸在糖尿病及其各种并发症的治疗上应用极其广泛。且在治疗方法方面更运用电针、火针、针加灸等方法以加强针感或延长作用时间，以提高疗效，弥补单纯针刺在远期疗效上的不足。常用于调节血糖的穴位有肺俞、胰俞、脾俞、心俞、肾俞、足三里、三阴交、太溪、太冲、关元、气海等，临床需辨证选穴。

在糖尿病并发症的治疗上，针灸多用于治疗糖尿病周围神经病变、糖尿病周围血管病变、糖尿病胃肠病变、糖尿病眼病等，根据具体病变选择相应经脉及穴位，多取四肢如足三里、三阴交、太溪、太冲、曲池、合谷等以及背俞穴及腹俞穴等。

（七）耳穴压豆

从经络学上讲，耳是人体脏腑器官的一个全息图。《灵枢·邪气脏腑病形》云："十二经脉，三百六十五络，其血气皆上于面而走空窍……其别气走于耳而为听。"人体脏腑通过十二经络均直接或间接与耳联系。耳穴贴压法通过对耳穴的刺激，达到平衡阴阳、调理脏腑、疏通经络之目的。从西医学观点来看，耳郭有丰富的神经分布，尤其迷走神经单独分布于耳郭，专门支配内脏活动，这为耳穴调节内脏功能提供了客观的理论依据。

现代医家运用耳穴压豆辅助治疗糖尿病、糖尿病胃肠并发症等均取得较好疗效。临床常用穴位有大肠腧、直肠腧、交感腧、皮质下腧、内分泌腧、肺腧、脾腧、肾腧、胃腧等。

（八）推拿

推拿又称"按摩"，是以中医的脏腑、经络学说为理论基础，并结合西医的解剖和病理诊断，用手法作用于人体体表的特定部位以调节机体生理、病理状况，达到治疗目的。《灵枢·血气形志》曰："形数惊恐，经络不通，病生於不仁，治之以按摩醪药。"明代罗洪《万寿仙书》曰："按摩法能疏通毛窍，能运旋荣卫。"说明按摩有疏通经络、调畅气血的作用。现代医学认为，推拿通过刺激末梢神经，促进血液、淋巴循环及组织间的代谢过程，具有协调各组织、器官的功能。因此推拿可以改善微循环，从而改善胰岛功能，改善胰岛素抵抗，改善糖脂代谢，还可以改善中枢神经系统和植物神经系统调节功能，增强免疫能力，促进肌肉组织对葡萄糖的利用，从而达到降低血糖、治疗糖尿病的目的。

目前常用的方法有经穴点按法、循经推按法和按摩足部反射区法。常选择的部位有背部膀胱经、腹部、四肢、足底等。除了降糖外，还用来治疗糖尿病胃轻瘫、糖尿病周围神经病变、糖尿病足等并发症。此外，还有医家运用捏脊、振腹疗法等，均取得较好疗效。

（九）传统功法

传统功法作为我国古老的心身锻炼方法历史悠久，强调呼吸、体势、意念的结合。中医认为，练功可以调节气血津液，疏通经络，调和脏腑，调整阴阳平衡，使形神合一。隋代巢元方就使用导引术来治疗消渴病。现代研究发现，功法锻炼对多种慢性疾病都有一定的疗效。临床在中医传统功法治疗糖尿病的研究中发现，练功能够促进胰岛细胞分泌，增加机体组织对胰岛素的敏感性，提高胰岛素和细胞膜上受体的结合率，促进葡萄糖在肌肉组织中的利用及分解，从而减少胰岛素抵抗；能够改善血液流变学指标，降低血黏度，调节脂代谢。对血糖的调节也可能与练功能够调节激素分泌、调节大脑皮层兴奋性及调节植物神经功能有关。同时，练功还能明显改善呼吸系统机能，提高关节灵活性、平衡能力和神经系统灵活性，改善心血管机能，降低血压，改善焦虑、抑郁等情绪。因此，对糖尿病合并高血压、高血脂、失眠、情绪障碍等均有良好疗效。

目前常用的功法有太极拳、八段锦、五禽戏、放松功、六字诀、少林功法等。

糖尿病的中医特色疗法内容极其丰富，临床上常几种方法相结合使用，配合口服降糖药物和使用胰岛素可以收到更好疗效。可以在专科医师的指导下选择使用，利于糖尿病患者病情的控制和生活质量的提高。

参考文献

［1］Wang L，Gao P，Zhang M，et al. Prevalence and Ethnic Pattern of Diabetes and Prediabetes in China in 2013［J］.JAMA，2017，317（24）：2515-2523.

［2］中华医学会糖尿病学分会.中国2型糖尿病防治指南（2017年版）［J］.中华糖尿病杂志，2018，1（10）：4-67.

［3］Alberti K G，Zimmet P Z. Definition，diagnosis and classification of diabetes mellitus and its complications. Part 1：diagnosis and classification of diabetes mellitus provisional report of a WHO consultation［J］.Diabet Med，1998，15（7）：539-553.

［4］World Health Orgnization. Definition and diagnosis of diabetes mellitus and intermediate hyperglycemia：report of a WHO/IDF consultation，2006［M］.Geneva：WHO Document Production Services，2006.

［5］项坤三.特殊类型糖尿病［M］.上海：上海科学技术出版社，2011.

［6］田德禄.中医内科学［M］.北京：人民卫生出版社，2002.

［7］孙素云.杨叔禹教授论治2型糖尿病的学术思想研究［D］.福州：福建中医药大学，2010.

［8］倪炎炎.倪青主任医师糖尿病病证结合诊疗经验探析［D］.北京：北京中医药大学，2016.

第二章　糖尿病前期

第一节　概　念

　　糖尿病前期，即"糖调节受损"（IGR）状态，包括空腹血糖受损（Impaired fasting glycaemia，IFG）与糖耐量减低（impaired glucosetolerance，IGT）以及 IFG 伴 IGT 三种类型。IGR 是人体处于糖代谢紊乱的早期阶段，早期采取适当的干预措施，可阻止和延缓其转归为糖尿病，降低糖尿病的发病率。糖尿病及其慢性并发症严重影响人们的生存质量，给个人、家庭和社会带来了沉重负担。因此，国内外越来越重视对糖尿病前期的早期干预，阻断糖尿病的发生[1]。

　　古代及当代医家普遍认为糖尿病前期相当于中医"脾瘅"，"脾瘅"名源自《素问·奇病论》，其曰："帝曰：有病口甘者，病名为何？何以得之？岐伯曰：此五气之溢也，名曰脾瘅。"瘅，谓热也[2]，即内热，指过食肥甘厚味而致湿热内生、蕴结于脾的一种病症，并表明了糖尿病前期的由来及临床表现。

第二节　发病机制

　　糖尿病前期是由遗传因素、环境因素、年龄因素、生活方式（高热量饮食，缺乏运动，压力较大）等共同作用而形成，其发病机制与 2 型糖尿病相同，至今尚未完全阐明。现代多种研究发现其发病机制与胰岛素抵抗、胰岛素分泌缺陷、脂代谢紊乱、肠促胰岛素效应减弱、细胞膜脂质成分改变、炎症、肾脏对葡萄糖的处理失调、神经递质功能紊乱、病毒感染等因素密切相关[3]。

第三节　临床表现

糖尿病前期一般临床症状不典型，常有家族史，可发生于任何年龄，多数起病隐匿，症状相对较轻，仅有轻度乏力、口干，半数以上可无任何症状。病人常表现为形体肥胖，腰臀围比和体重指数异常升高，食欲亢盛，体质壮实，但耐力降低，多数患者在健康体检或因其他疾病检查时发现血糖异常[4]。

"脾瘅"其主症为口干欲渴，口吐浊唾涎沫，或小便甜而浊，肥胖，舌苔厚腻。此外，尚可见口中黏腻不爽、胸闷脘痞、不思饮食等症状。

第四节　实验室检查

糖尿病前期临床诊断应依据静脉血浆血糖检测结果而不是毛细血管血糖检测结果。目前国际通用的诊断标准和分类是 WHO（1999 年）标准。即检查空腹血糖及 75 g 葡萄糖耐量试验（OGTT）后的 2 h 血糖。

一、IFG

空腹静脉血浆葡萄糖≥6.1 mmol/L 且＜7.0 mmol/L；及糖负荷后 2 h 静脉血浆血糖＜7.8 mmol/L；

二、IGT

糖负荷后 2 h 静脉血浆葡萄糖≥7.8 mmol/L 且＜11.1 mmol/L，空腹静脉血浆血糖＜7.0 mmol/L；

三、IFG 伴 IGT

空腹静脉血浆葡萄糖≥6.1 mmol/L 且＜7.0 mmol/L，且糖负荷后 2 h 静脉血浆葡萄糖≥7.8 mmol/L 且＜11.1 mmol/L[5]。

第五节　鉴别诊断

脾瘅与消渴相鉴别，消渴是以口渴多饮、多食而瘦、尿多而甜为典型症状的病症。脾瘅以上症状不明显，无症状的糖尿病前期及糖尿病患者，需要做实验室检查进行鉴别。

第六节　西医治疗

一、基础治疗

采取积极生活方式干预。生活方式干预可使糖尿病危险率降低 30% ～ 58%。

（一）控制饮食

低糖或无糖，低钠，低脂（不饱和脂肪比例高）。少食肥甘厚味、煎炸烧烤、膨化食品和碳酸饮料，饮食以清淡为主，适当食用粗粮，多食绿色蔬菜，此种饮食方式可有效控制体重，改善胰岛素水平，调节血脂谱。其中强化生活方式干预要求每日减少主食＞150 g，饱和脂肪酸摄入占总脂肪酸摄入的30%以下，每日减少总热量1.67～2.09 kJ。

（二）适度运动

要求每周运动量至少增加150 min中度强度运动。适度运动可降低餐后血糖和基础血糖水平，减轻胰岛素抵抗，增加基础代谢。

（三）戒烟

长期吸烟可降低胰岛素的清除率，使其堆积在体内，增加胰岛素抵抗。尼古丁作为烟草中主要的活性成分，可使胰岛 β 细胞凋亡，降低胰岛素受体的敏感性，导致糖尿病的发生及胰岛素抵抗的加重[6]。

（四）戒酒或限酒

《中国糖尿病医学营养治疗指南（2013）》[7] 不推荐糖尿病患者饮酒，对于饮酒者，也推荐女性每天不超过1U乙醇，男性每天不超过2U乙醇。长期过量饮酒可能导致血糖升高和增加糖尿病风险。

（五）注意休息

人体进入睡眠时所分泌的褪黑素，可有效调节睡眠，具有增强免疫力的作用。其受体MT1、MT2存在于人体胰岛β细胞中，褪黑素与其受体结合可通过激活β细胞内的信号通路来调节胰岛素的分泌[8]，影响糖代谢。在关于糖尿病与睡眠关系的前瞻性研究中发现[9]，睡眠时间过短（<6 h）和过长（>8 h）均会导致较高的糖尿病发病率。

二、药物治疗

有学者在相关研究中指出，糖尿病前期患者大血管及微血管并发症的危险性要明显高于正常人，甚至有患者在糖尿病前期就已经出现了大血管病变，因此，做好糖尿病前期的药物干预工作是非常必要的[10]。

在众多一线防治糖尿病的药物当中，最为常用的即为二甲双胍与阿卡波糖，两种药物都有着各自的特点。二甲双胍可提升胰岛素敏感性，在降糖的同时，还可以改善胰岛素抵抗，减少肾脏脂质沉积，抑制糖基化的发生[11]。阿卡波糖是一种α-糖苷酶抑制剂，将其应用于糖尿病前期的治疗中，其通过减缓糖类被肠道吸收的速度，促使患者饮食之后血糖上升的最大值进一步减低，从而使得胰岛β细胞受血糖上升的影响有效减低，也有利于患者机体血糖处于正常水平。

糖尿病前期过渡至糖尿病，不仅是血糖上升这一因素，高体重指数、高血压、高血脂等也是其重要的影响因素，因此，在实际的预防糖尿病当中，对于糖尿病前期患者，不仅要控制好血糖，还应该对体重指数、血脂、血压等开展综合分析，制定出全面的、具有针对性的预防措施。若是患者伴随有高胆固醇血症、高血压等情况，建议患者服用二甲双胍；若是患者经饮食、运动控制后血糖仍处于7.8～11.1 mmol/L，建议患者服用阿卡波糖[12]。

第七节　中医诊治

一、病因病机

中医认为脾瘅的主要病因为先天禀赋不足，情志不舒，饮食不节，形体肥胖，外感六淫，疲劳过度[13]。《素问·奇病论》有云"夫五味入口，藏于胃，脾为之行其精气，津液在脾，故令人口甘也；此肥美之所发也。……肥者令人内热，甘者令人中满，故其气上溢，转为消渴。治之以兰，除陈气也。"清晰地描述了脾瘅源于肥胖转为消渴的发展过程，并说明中满及内热是脾瘅的核心发病机制。有医家认为，脾瘅是以肥胖为基础和始动因素的一系列疾病共同具有的前期阶段，脾瘅的形成和演变过程与西医提出的代谢综合征十分相似。糖尿病前期肥胖人群的体质主要表现为痰湿型，与机体的物质代谢紊乱有重要内在关系。人体津液代谢失调，易形成痰、浊、水、湿，其生成及气虚主要责之于脾。体内不正常运化的精微津液（血脂及内毒素）停留聚积后，与人体内免疫活性物质凝聚而形成大分子免疫复合物[14]。痰、浊、水、湿既是病理产物，也是致病因子，与肺、脾、肾三脏功能有密切的关系，三脏之中尤以脾的功能最重要。糖尿病前期患者多肥胖，"肥人多湿"，加之饮食不节，恣食肥甘厚腻，或劳逸失度，思虑过度，更伤脾、胃。运化失健，痰、浊、水、湿内蕴，壅滞脾土，水谷精微不能正常运化转输，脾不能为胃行其津液，五脏失去濡养，是糖尿病前期病理机制。脾虚是糖尿病前期的根本原因，水精输化异常是糖尿病的病理基础，痰、湿、水、浊是胰岛素抵抗的内在环境[15]。

二、辨证施治

大量研究表明，经过饮食控制、运动干预后，血糖仍未达标的患者，若伴有糖尿病家族病史；或肥胖；或伴有高脂血症、高尿酸血症、高酮型半胱氨酸血症；或口干、多饮、乏力等自觉症状明显；或合并冠心病、高血压、睡眠呼吸暂停综合征等相关疾病，须尽快给予药物干预。西医可用药物品种较为单一，并存在一定的低血糖风险，中医药诊病时注重辨证施治，其组方用药，灵活化裁，且方式方法多样，治疗糖尿病前期疗效确切，具有循证证据，并得到《中国2型糖尿病防治指南（2017年版）》推荐。以下是糖尿病前期中医辨证分析：

（一）湿热蕴脾证

1.症状

口干口渴，或口中甜腻，脘腹胀满，身重困倦，小便短黄，舌质红，苔厚腻或微黄欠润，脉滑数。

2.治法

清热化湿。

3.方药

半夏泻心汤（《伤寒论》）加减。

4.具体用药

半夏15 g、黄芩9 g、干姜9 g、人参9 g、炙甘草9 g、黄连3 g、大枣4枚。脘腑痞满、头晕沉重加佩兰、藿香、桑白皮；肺有燥热加地骨皮、知母。

5.中成药

金芪降糖片[16]。

（二）脾虚痰湿证

1.症状

形体肥胖，腹部增大，或见倦怠乏力，纳呆便溏，口淡无味或黏腻，舌质淡有齿痕，苔薄白或腻，脉濡缓。

2.治法

健脾化痰。

3.方药

六君子汤（《校注妇人良方》）加减。

4.具体用药

人参10 g、白术10 g、茯苓10 g、炙甘草10 g、陈皮10 g、半夏9 g、荷叶10 g、佩兰15 g。倦怠乏力加黄芪；食欲不振加焦三仙；口黏腻加薏苡仁、白蔻仁。

4.中成药

参术调脾颗粒[17]。

（三）肝郁气滞证

1.症状

形体中等或偏瘦，口干、口渴，情绪抑郁，喜太息，胁肋胀满，大便干结，舌淡红，苔薄白，脉弦。

2.治法

养阴理气。

3.方药

二至丸（《医方集解》）合四逆散（《伤寒论》）加减。

4.具体用药

女贞子15 g、墨旱莲15 g、柴胡9 g、白芍9 g、枳实9 g、甘草6 g。两胁胀痛加青皮、橘叶；口干、口渴加生地、玄参、葛根。

5.中成药

柴芍平消丸（天水市中医医院院内制剂）[18]。

（四）气阴两虚证

1.症状

形体偏瘦，倦怠乏力，口干口渴，夜间为甚，五心烦热，自汗，盗汗，气短懒言，心悸失眠。舌红少津，舌体胖大，苔薄或花剥，脉弦细或细数。

2.治法

益气养阴。

3.方药

七味白术散（《医宗金鉴》）加减。

4.具体用药

人参9 g、茯苓12 g、炒白术12 g、甘草6 g、沙参15 g、麦冬15 g、山药15 g、

葛根15 g。气短汗多加五味子、山萸肉；口渴明显加天花粉、生地黄。

5.中成药

参芪抑糖通络丸（天水市中医医院院内制剂）；天芪降糖胶囊；津力达颗粒（《中国2型糖尿病防治指南（2017年版）》推荐在单独应用二甲双胍疗效不佳的基础上，加用津力达颗粒）[19]。

三、中医适宜技术

（一）体针

1.主穴

胰腧、脾腧、三阴交。

2.配穴

湿热蕴脾者，加曲池、内庭；肝郁气滞者，加太冲、天枢；脾虚湿盛者，加足三里、丰隆、阴陵泉；气阴两虚者，加足三里、内关、太溪。

3.手法

施捻转之平补平泻法，留针30 min，间歇行针2次。隔日1次，10～15次为1个疗程。

适用于各证型[20]。

（二）耳针

耳部王不留行籽贴压胃区、内分泌区、三焦区。饭前半小时按摩，可抑制食欲，协助减肥。

1.目标

尽量使体重达标。

2.原则

尽量做到个体化。

患者总体应当做到控制热量、减少脂肪的摄入。

（三）穴位敷贴

1.主穴

胰腧、脾腧、三阴交、足三里。

2.配穴

肺腧、肾腧、胃腧、膈腧。

清洁皮肤，穴位敷贴治疗贴，24 h后更换1次，10～15次为1个疗程。适用于各证型[21]。

（四）耳迷走神经刺激仪

运用耳迷走神经刺激仪电针耳甲部"迷走穴"。输出电流为1 mA，脉冲频率为20 Hz，脉冲宽度≤1 ms，强度以忍受而不产生疼痛为度。刺激时间为每次20 min，每日2次，12周为1个疗程。适用于各证型[22]。

（五）中医养身运动

四季养生，内养正气，外镇邪气，"以意领气，以气动形"。注意精神、呼吸和运动的平衡，循序渐进，必须适度适量、持之以恒、坚持不懈才能起到健身、强体、抗病、保持体形的作用。单纯糖尿病前期体质强壮者可采用跑步、登山、游泳、打球等强度较大的运动项目，体质虚弱者可采用太极拳、八段锦、养身保健操等强度较小的活动。早期患者可尝试蹲起运动，在短时间内满足运动量；中期患者体力逐渐减退，精力不足，突出表现为容易疲乏，此期可做双手捶肩井穴运动，即左手握拳捶右肩井穴，右手握拳捶左肩井穴，两侧交替进行，力度由轻到重，可快可慢，一般左右各捶二十余次即可，以舒适为度。晚期是从早、中期逐渐发展而来，体力明显下降，可选用运动强度相对较小、缓和的运动方式锻炼。除选用早、中期的运动外，可做以下运动：叩打膻中穴和至阳穴：左、右手握拳，左手叩前胸两乳之间膻中穴，右手叩后背与膻中相对应之至阳穴，由轻到重，前后各26～52次[23]。

（六）心理干预

糖尿病前期病人易焦虑，压力较大，且糖尿病前期的发病与情志不调相关，故应对糖尿病前期病人进行心理疏导，嘱其心胸开阔、乐观豁达，保持平静的心态。

四、中医沿革

"脾瘅"之源：据《汉书·艺文志·方技略》所载秦汉间的医药著作，经方类有《五藏六府瘅十二病方》，可推知古代确有一类疾病被称为"瘅"，而脾瘅也应是脏腑瘅病的一种，故对脾瘅的理解应从"瘅"入手。王冰注《素问·奇病论》叙述脾瘅的文字时说："瘅，谓热也。"突出了脾瘅的核心病机——内热，并得到了广泛认可。现存文献中"脾瘅"一词最早见于《素问·奇病论》，文中脾瘅理论，能指导临床早期干预，从源头上治理代谢综合征，从而提高中医药临床疗效，符合"治未病"思想。

晋唐时期：此时期文献多是对《素问·奇病论》的注释或引用。如杨上善《黄帝内经·太素》注："五气，五谷之气。液在脾者，五谷液也。肥羹令人热中，故脾行涎液，出廉泉，入口中，名曰脾瘅。内热气溢，转为消渴，以兰为汤饮之，可以除陈气也。"

宋金元时期：《圣济总录》设专篇论述脾瘅，在《黄帝内经》基础上，丰富了脾瘅内容，提出了新的治法方药，不限于"治之以兰"，而是根据不同临床表现总结出11首方剂对证治疗。如："治脾瘅口甘中满，兰草汤方""治脾瘅面黄口甘，烦渴不止，葛根汤方""治脾瘅烦懊口甘，咽干烦渴，竹叶汤方""治脾瘅面发黄，口干烦渴，麦门冬汤方""治脾瘅身热口甘，咽干烦渴，知母汤方""治脾瘅内热烦渴，麦门冬煎方"等。除发展治法外，对脾瘅的病机也有所论述，如《中焦热结》篇言："仲景曰热在中焦，则为坚，故其气实，则闭塞不通，上下隔绝，热则身重目黄口甘，脾瘅之症生焉。"《消渴统论》篇言："消瘅者，膏粱之疾也，肥美之过积为脾瘅，瘅病既成，乃为消中。"宋代病因病机学专著《三因极——病证方论》没有对脾瘅的直接论述，但也认为："消中属脾，瘅热成，则为消中。"金元四大家中，刘完素《三消论》注释《素问·奇病论》时言："先因脾热，故曰脾瘅。"同样把热作为脾瘅的主要病机。张从正《儒门事亲》论述脾瘅时也借鉴了《黄帝内经》原文："此五气之所溢也，病名脾瘅。瘅为热也，脾热则四脏不禀，故五气上溢也。先因脾热，故曰脾瘅。"

明清时期：此期温病类文献丰富了脾瘅内容，首次描述了脾瘅舌相。如《温热论》："有舌上白苔黏腻，吐出浊浓涎沫者，其口必甜，此为脾瘅，乃湿热气聚，与谷气相传，土有余也，盈满则上泛，当用佩兰叶芳香辛散以逐之。"除温病类文献外，其他文献对脾瘅的阐述包括注释和引用《黄帝内经》。《景岳全书》同时归入了《杂证谟·三焦干渴》篇和《杂证谟·口舌》篇。

近现代：主要内科学著作和教科书并未设独立篇章对脾瘅进行论述，多在消渴病篇讲解消渴病源流时引用《素问·奇病论》原文。一般认为"脾瘅"与消渴最为密切，是消渴前期。从证候看，脾瘅有虚实之分，实者多为邪热蕴积脾胃、湿热中阻；虚者多为脾气虚弱、阴液受损；亦可见虚实夹杂之证。从治疗看，除化湿醒脾外，还应根据脾瘅的临床表现，采用不同的治法[2]。

参考文献

[1] 吴春，徐寒松.糖尿病前期的中医辨证施治 [J].中国实验方剂学杂志，2012，18（13）：316-317.

[2] 姬航宇，仝小林，刘文科.脾瘅源流考 [J].江苏中医药，2009，41（1）：58.

[3] 高静，段畅，李丽娟.2型糖尿病发病机制的研究进展 [J].医学综述，2015，21（21）：3935-3937.

[4] 中华中医药学会糖尿病学分会.糖尿病前期中医诊疗标准 [J].世界中西医结合杂志，2011，6（5）：446.

[5] 中华医学会糖尿病学分会.中国2型糖尿病防治指南（2017年版）[J].中国实用内科杂志，2018，38（4）：337.

[6] 程林华，刘建萍.被动吸烟与2型糖尿病的关系 [J].医学综述，2014，20（9）：1632-1634.

[7] 中华医学会糖尿病学分会，中国医师协会营养医师专业委员会.中国糖尿病医学营养治疗指南（2013）[J].中华糖尿病杂志，2015，7（2）：73-88.

[8] Muhlbauer E，Peschke E. Evidence for the expression of both the MT1 and in addition，the MT2 - melatonin receptor，in the rat pancreas，islet and β-cell [J].J Pineal Res，2007，42：105-106.

[9] Ayas N T，White D P，Al-Delaimy W K，et al. A prospective study of self-reported sleep duration and incident diabetes in women [J].Diabetes Care，2003，26：380-384.

[10] 赵珊珊，张焱，刘阔，等.沙格列汀联合二甲双胍对比阿卡波糖联合二

甲双胍治2型糖尿病的 Meta 分析［J］.临床药物治疗杂志，2017，15（2）：61-66.

［11］顾俊菲，叶山东.二甲双胍对糖尿病肾病的保护作用［J］.国际内分泌代谢杂志，2013，33（1）：20-22.

［12］郭丽敏，林珊珊.阿卡波糖与二甲双胍治疗糖尿病前期疗效的 Meta 分析［J］.临床医药文献杂志，2018，5（95）：163.

［13］南征，高彦彬，钱秋海.糖尿病中西医综合治疗［M］.北京：人民卫生出版社，2002：83.

［14］关崧，彭继升，张波.从中医治未病的思想谈中医对糖耐量减低的干预［J］.河北中医，2009，31（2）：216-217.

［15］陈筱云，段正胜.2型糖尿病前期中医病机探讨［J］.世界中西医结合杂志，2013，8（1）：4-5.

［16］Cao H，Ren M，Guo L，et al. JinQi-Jiangtang tablet，a Chinese patent medicine，for pre-diabetes：a randomized controlled trial［J］. Trials，2010（11）：27.

［17］Fan G Z，Zhao J，Shi G，et al. Shenzhu Tiaopigranule combined with lifestyle intervention therapy for impaired glucose tolerance：A randomized controlled trial［J］. Complementary Complement Ther Med，2014，22（10）：842-850.

［18］陈亚民，王志刚，马小军.柴芍平消丸治疗糖尿病100例疗效观察［C］// 中华医学会糖尿病学分会.中华医学会糖尿病学分会十六次全国学术论文集，《中华医学杂志》社有限责任公司，2012，11（13）：373.

［19］中华医学会糖尿病学分会.中国2型糖尿病防治指南（2017年版）［J］.中国实用内科杂志，2018，38（4）：337.

［20］吕仁和，赵进喜.糖尿病及其并发症中西医诊治学［M］.北京：人民卫生出版社，2009：209-214.

［21］Wu Y，Fei M，He Y，et al. Clinical observation on senile patients with impaired glucose tolerance treated by point application［J］. J Tradit Chin Med，2006，26（2）：110-112.

［22］Huan F，Dong J，Kong J，et al. Effect of transcutaneous auricular vagus nerve stimulation on impaired glucose tolerance：a pilot randomized study［J］.BMC Complement Altern Med，2014（14）：203.

［23］方朝晖，仝小林，倪青.糖尿病前期中医药循证临床实践指南［J］.中医杂志，2017，58（3）：268-272.

［24］姬航宇，仝小林，刘文科.脾瘅源流考［J］.江苏中医药，2009，41（1）：58-59.

第三章 糖尿病

第一节 概　念

一、糖尿病的概念

糖尿病是由于机体胰岛素分泌绝对或相对不足（胰岛素分泌缺陷），以及机体靶器官对胰岛素敏感性降低（胰岛素作用缺陷）引起的以血糖水平升高，可伴有血脂异常等为特征的代谢性疾病[1]。

二、糖尿病的分型

根据病因学证据将糖尿病分4大类，即1型糖尿病、2型糖尿病、特殊类型糖尿病和妊娠期糖尿病（GDM）。

（一）1型糖尿病

1.免疫介导性

2.特发性

（二）2型糖尿病

（三）其他特殊类型糖尿病

1.胰岛β细胞功能遗传性缺陷

如：第12号染色体，肝细胞核因子-1α（HNF-1α）基因突变（MODY3）；第7号染色体，葡萄糖激酶（GCK）基因突变（MODY2）；第20号染色体，肝细胞核因子-4α（HNF-4α）基因突变（MODY1）；线粒体DNA突变；其他。

2.胰岛素作用遗传性缺陷

如：A 型胰岛素抵抗；矮妖精貌综合征（leprechaunism）；Rabson-Mendeenhall 综合征；脂肪萎缩性糖尿病；其他。

3.胰腺外分泌疾病

如：胰腺炎；创伤/胰腺切除术后；胰腺肿瘤；胰腺囊性纤维化；血色病；纤维钙化性胰腺病；其他。

4.内分泌疾病

如：肢端肥大症；库欣综合征；胰高糖素瘤；嗜铬细胞瘤；甲状腺功能亢进症；生长抑素瘤；醛固酮瘤；其他。

5.药物或化学品

如：Vacor（N-3 吡啶甲基 N-P 硝基苯尿素）；喷他脒；烟酸；糖皮质激素；甲状腺激素；二氮嗪；β-肾上腺素能激动剂；噻嗪类利尿剂；苯妥英钠；α-干扰素；其他。

6.感染

先天性风疹；巨细胞病毒感染；其他。

7.不常见的免疫缺陷

僵人（Stiff-man）综合征、胰岛素自身免疫综合征；胰岛素受体抗体；其他。

8.其他与糖尿病相关的遗传综合征

Down 综合征；Klinefelter 综合征；Turner 综合征；Wolfram 综合征；Friedreich 共济失调；Huntington 舞蹈病；Laurence-Moon-Beidel 综合征；强直性肌营养不良；卟啉病；Prader-Willinois 综合征。

（四）妊娠糖尿病

第二节　发病机制

一、1型糖尿病

1型糖尿病病因和发病机制尚不清楚，目前研究发现可能是因为多种自身免疫抗体如谷氨酸脱羧酶抗体（GAD抗体）、胰岛细胞抗体（ICA抗体）等损伤人体胰岛B细胞，使胰岛素无法正常分泌而引发高血糖反应，或由于遗传因素、病毒感染等导致胰岛素分泌出现异常而引发高血糖症状[2]。其显著的病理学和病理生理学特征是胰岛β细胞数量显著减少和消失所导致的胰岛素分泌显著下降或缺失。目前诊断1型糖尿病主要根据临床症状。

二、2型糖尿病

2型糖尿病的发病机制尚未完全阐明，现代医学认为2型糖尿病是一种多基因异质性加环境因素引发的疾病，其特征为胰岛素抵抗、胰岛素分泌不足、肝糖原输出增多[8]。现代研究表明其发病原因主要与遗传基因易感性、肥胖、炎症介质、氧化应激、肠道菌群等有明显相关性。

三、妊娠糖尿病

育龄期妇女在妊娠期间，体内拮抗胰岛素的激素（垂体前叶激素和肾上腺皮质激素）水平增高，内分泌代谢变化对糖代谢产生一系列影响，尤其是当孕妇胰岛功能储备不足或胰岛素分泌降低时，就会发生妊娠糖尿病。

四、特殊类型糖尿病

特殊类型糖尿病具体发病机制尚不能明确，现代研究结果显示可能因为某些基因突变、染色体转录异常、胰岛素受体基因异常或胰腺外损伤而导致胰岛B细胞功能异常，进而发生糖尿病。

第三节　临床表现

一、典型症状

具体表现为典型的"三多一少"症状（多饮、多食、多尿、消瘦），多数为1型糖尿病患者，发生酮症或酮症酸中毒时"三多一少"症状更加明显。

二、其他症状

主要表现为疲乏无力、肥胖等，多见于2型糖尿病患者。

第四节　实验室检查

糖尿病的临床实验室检查应依据静脉血浆血糖检测结果而不是毛细血管血糖检测结果。

糖尿病的实验室检查指标

实验室检查指标	静脉血浆葡萄糖水平(mmol/L)
（1）随机血糖检测	≥11.1
（2）空腹血糖检测	≥7.0
（3）葡萄糖负荷后2 h血糖检测	≥11.0

注：空腹状态指至少8 h没有进食热量；随机血糖指不考虑上次用餐时间，一天中任意时间的血糖，不能用来诊断空腹血糖异常或糖耐量异常。

急性感染、创伤或其他应激情况下可出现暂时性血糖增高，若没有明确的糖尿病病史，就临床诊断而言不能以此时的血糖值诊断糖尿病，须在应激消除后复查，再确定糖代谢状态，检测糖化血红蛋白（HbA1c）有助于诊断。国内一些研究结果显示，在中国成人中HbA1c诊断糖尿病的最佳切点6.2%～6.4%，以6.3%的证据为多。

第五节　鉴别诊断

目前糖尿病诊断依据明确，主要鉴别诊断在2型糖尿病与1型糖尿病及特殊类型糖尿病方面。

一、1型糖尿病

（一）成人晚发性自身免疫性糖尿病（LADA）

成人晚发性自身免疫性糖尿病是免疫介导性1型糖尿病的一个亚型，一般20岁后发病，发病时多饮、多尿、多食症状明显，体重迅速下降，BMI≤25 kg/m²；空腹血糖≥16.5 mmol/L，空腹血浆C肽≤0.4 nmol/L，OGTT 1h和（或）2h C肽≤0.8 nmol/L，呈低平曲线；谷氨酸脱羧酶自身抗体（GADA）阳性。

（二）特发性1型糖尿病

本病无自身免疫参与的证据，各种胰岛β细胞自身抗体检查始终为阴性，其临床特点为：明显家族史，发病早，初发时可有酮症，需胰岛素治疗，但用量较小；病程中胰岛β细胞功能不一定呈进行性减退，起病数月或数年后可不需要胰岛素治疗。

二、特殊类型糖尿病

（一）胰岛β细胞功能遗传性缺陷引起的糖尿病

1.青年发病的成年型糖尿病（MODY）

该病为常染色体显性遗传病，患者家系中有3代或3代以上遗传史；起病年龄小，家系中至少有一位患病成员起病年龄<25岁；且确诊糖尿病后至少2年不需要用胰岛素控制血糖。

2.线粒体母系遗传糖尿病

该病呈母系遗传，家系内女性患者的子女可能患病，而男性患者的子女均不患病；起病年龄小；起病初常不需胰岛素治疗，无酮症倾向，但无肥胖或反而消瘦，胰岛β细胞功能日渐减退，多数终需胰岛素治疗；常伴不同程度听力障碍，其发病时间可能在糖尿病前或后；少数患者可能有能量需求较大器官（神经、肌肉、视网膜、造血系统等）损害的表现或血乳酸增高。

（二）胰岛素作用遗传性缺陷引的糖尿病

1.A型胰岛素抵抗（卵巢性高雄激素血症-胰岛素抵抗性黑棘皮病/HAIR-AN）引起的糖尿病

该病多见于消瘦的青少年女性，典型的临床特点是：显著高胰岛素血症；糖尿病一般不重，但表现为明显的胰岛素抵抗[3]；常伴黑棘皮病及类肢端肥大症表现；女性患者有卵巢性高雄激素血症，表现有多毛、闭经、不育、多囊卵巢和不同程度的女性男性化表现等。

2.Rabson-Mendenhall综合征（C型胰岛素抵抗）引起的糖尿病

该病的特点为除了具有A型胰岛素抵抗表现外，还可有牙齿畸形、指甲增厚、腹膨隆、早老面貌、阴茎或阴蒂增大、松果体增生或肿瘤等。常于青春期前死于酮症酸中毒。

3.脂肪萎缩性糖尿病

该病为常染色体隐性遗传病，特点为：严重胰岛素抵抗，胰岛素抗药性糖尿病，一般不伴酮症酸中毒；皮下、腹腔内、肾周脂肪萎缩；伴肝、脾肿大，可发展至肝硬化、肝衰竭；皮肤黄色瘤、高甘油三酯血症；有明显家族史，女性多发病，可有多毛、阴蒂肥大等男性化表现。

（三）胰腺外分泌疾病引起的糖尿病

如胰腺炎、创伤/胰腺切除术后、胰腺肿瘤、胰腺囊性纤维化、血色病、纤维钙化性胰腺病等均可引起糖尿病。病患通常在糖尿病发生前有胰腺疾病的病史，如胰腺炎可以破坏胰岛，造成胰岛β细胞功能的损伤，胰岛素的分泌缺陷，通常表现为胰岛素分泌功能低下，全天血糖升高。该患者无相关病史，但糖尿病患者胰腺癌的发生概率较一般人群高，需注意鉴别。

（四）其他遗传综合征引起的糖尿病

如 Down 综合征、Kinefelter 综合征、Tuner 综合征、Wolfram 综合征、Friedreich 共济失调、Huntington 舞蹈病、Laurence-Moon-Beidel 综合征、强直性

肌营养不良、卟啉病、Prader-Willi综合征均与糖尿病发病相关。

（五）肝脏疾病所引起的肝源性糖尿病

该疾患通常在糖尿病发生前有肝脏疾病的病史，因肝功能受损导致肝糖原的合成和分解障碍，通常表现为空腹血糖升高为主。常可找到原发病证据，原发性疾病治愈后糖代谢紊乱可得到一定程度的缓解。需进一步检查以明确。各种应激和急性疾病时伴有的血糖升高：如急性感染、创伤、急性心肌梗死或其他应激情况下，可出现暂时性血糖升高，应激消除后糖代谢紊乱可恢复。

（六）其他内分泌疾病引起的糖尿病

如Cushing综合征、GH瘤、甲亢、嗜铬细胞瘤、胰高血糖素瘤等分别因皮质醇、生长激素、甲状腺激素、儿茶酚胺、胰高血糖素升高，拮抗胰岛素而引起糖尿病。

（七）胰腺外分泌疾病

如胰腺炎、胰腺肿瘤等可能引起血糖异常升高。

第六节　西医治疗

一、注射胰岛素

胰岛素是控制血糖最为主要的治疗药物之一，20世纪70年代末开始出现人工合成胰岛素，其具有传统口服降糖药物及以前的动物胰岛素所不具备的生物活性高、免疫原性低等特点，且随着人类基因工程的发展，使得胰岛素类似物也逐渐增多，并应用于临床，这种胰岛素较传统的胰岛素有低血糖发生率低、降糖效果起效快、作用时间更持久等优势[4]。目前常用的胰岛素有速效胰岛素、中效胰岛素、长效胰岛素、预混胰岛素等，具体胰岛素使用剂型及计量选择需根据患者病情及意愿综合考虑。1型糖尿病患者及特殊类型糖尿病患者因胰岛功能缺乏，从发病之初，就应使用胰岛素治疗。

二、口服降糖药物

口服降糖药物包括双胍类、磺脲类、格列奈类、噻唑烷二酮类、α-葡萄糖苷酶抑制剂。双胍类作为各大指南推荐的一线降糖药物，目前使用最广泛的是二甲双胍，二甲双胍是临床治疗中单纯饮食、运动控制未能使血糖达标的糖尿病患者的首选药物[5]。二甲双胍可与其他口服降糖药物搭配，也可根据情况给予使用胰岛素治疗2型糖尿病的患者，达到减少胰岛素用量、增加降糖效果的目的[6]。磺脲类降糖药物作为促泌剂，其副作用主要为较易发生低血糖反应，尤其是与胰岛素合用时发生低血糖反应的风险大大增加[7]。格列奈类作为另一种胰岛素促泌剂，更加适合我国人群2型糖尿病的临床特点表现，即餐后血糖高的特点。瑞格列奈还是糖尿病肾脏病终末期患者可以使用的口服降糖药物。α-葡萄糖苷酶抑制剂主要的受益人群是以米、面为主食的患者，杨文英等[8]研究证实阿卡波糖对于降低糖化血红白和减重均有较好的效果，其不良反应多是胃肠道反应，比如腹胀、排气等。噻唑烷二酮类的作用机制为通过改善胰岛素敏感性来降低胰岛素抵抗，进而降低血糖。

三、服用二肽基肽酶-4（DPP-4）抑制剂

DPP-4抑制剂主要是通过双向调节作用来降糖，即既能通过提高内源性GLP的活性，增加机体胰岛素释放，同时还能抑制胰高血糖素的分泌，间接提高体内的胰岛素水平，以达到降低2型糖尿病患者空腹血糖及餐后血糖的目的[9]。一项针对亚洲人群展开的临床研究显示，患者在服用西格列汀后能够使空腹血糖平均下降约1.7 mmol/L，餐后2 h血糖平均下降约3.1 mmol/L[10]。DPP-4还具有降压、降脂、抗动脉粥样硬化及改善心功能作用[11]。

四、服用胰高血糖素样肽-1（GLP-1）

GLP-1是通过刺激GLP-1受体，释放一种有强效降血糖作用的肽类，其与受体结合后会通过刺激胰岛素基因转录，从而激发胰岛β细胞功能，抑制胰高血糖素，使胰岛素生成与分泌增加，且还能通过中枢性抑制食欲、延缓胃排空等来降低患者体重[12]，适合肥胖型2型糖尿病患者。Crasto等[13]研究显示，在单独使用艾塞那肽注射液或联合口服降糖药治疗30周后，2型糖尿病患者糖化血红蛋白（HbA1c）下降0.8%～0.9%，同时体重下降1.8～2.6 kg；Leader研究证实，利拉

鲁肽是目前除了二甲双胍、恩格列净之外，另一个能够让糖尿病患者产生心血管获益的降糖药物[14]。

第七节 中医诊治

一、病因病机

（一）中医学对消渴病的病因认识

中医学认为多种病因皆可导致消渴病的发生，具体包括禀赋虚弱、外感六淫、劳欲过度等。

1.禀赋虚弱

先天精血元气不足，五脏虚弱，致使津液不足，则病消瘅。《灵枢》中记载"五脏皆柔弱者，善病消瘅"。

2.外感六淫

中医学认为外感六淫之邪，循毫毛入腠理有可能成为消瘅，外感热毒，可直接耗气伤阴，引起消渴病。发病多见于1型糖尿病。

3.劳欲过度

纵欲太过，耗阴伤精，而精血同源，终致真水亏虚，虚火内生，继而消灼阴津，致使阴虚燥热，发为消渴。

4.情志失调

五脏、五志、五液之间相互关联，相互影响，情志失调，可致机体气机逆乱，阴阳气血失调，脏腑功能紊乱，谓之七情动之内伤脏腑。因而情志失调是导致消渴病的重要因素。

5.饮食失节

《圣济总录》中亦提到"消瘅者，膏粱之疾也，肥美之过积为脾瘅，瘅病即成乃为消中"。可见中医学亦将饮食不节认为是消渴病的重要病因之一。

6.过服温燥之品

《素问·腹中论》中讲"热中消中，不可服膏粱、芳草、石药"。隋代巢元方著《诸病源候论》中记载"内消病者……由少服五石，石热结于肾，内热之所作也"。

（二）中医学对消渴病病机的认识

中医学对消渴病病机的认识自《黄帝内经》始有多种论述，各种病机解释之间既有相互传承亦有发展创新，多种病机认识之间有主流认知也有新颖见解，也正对应消渴病作为一种全身性疾病症状表现多样的情况。

1.阴虚燥热

中医学认为消渴病的病机主要是阴虚燥热。《素问·阴阳别论》曰"二阳结，谓之消"。阴虚为本，燥热为标，两者互为因果，相互影响。阴阳失衡，阴虚则燥热愈盛，燥热盛则更耗伤阴津。

2.脏腑功能失调

消渴病临床表现多样，中医认为其与不同脏腑阴阳失调或损伤有所侧重有关，主要与肺、胃、肝、肾受损相关。

（1）脾、胃受损

脾、胃为后天之本，胃主受纳，腐熟水谷，脾为胃行其津液，燥热伤及脾、胃，致使胃火炽盛，脾阴不足，则口渴多饮，多食易饥，脾气削弱，不能传输水谷精微，则水谷精微向下流注小便，小便味甘。

（2）燥热伤肺

肺主气，为水之上源，主输布津液。肺为娇脏，邪毒易侵，燥热伤肺，津液输布失调而下行，则出现小便频数。津液输布不利，机体失去濡养，则口渴多饮。

（3）肝气郁结

肝主疏泄，调畅气机，气为血帅，能行血摄血，亦与水谷精微转化为营血和津液密切相关。肝气郁结，气机逆乱，可使水精输布失常，与消渴病的发生发展密切相关。

（4）肾之阴阳亏虚

肾为封藏之本，元阴元阳寓寄之所，肾阴亏虚，虚火内生，虚火上炎，灼伤心、肺则见繁渴多饮，灼伤脾、胃则消谷善饥，继而三脏皆现阴虚火旺之象。

此外，亦有医家提出热毒熏蒸、瘀血阻滞也是消渴病的病机之一。在《内经》有"怒则气上，胸中蓄积，血气逆留……转而为热，热则消肌，故为消瘅"的记载。有医家认为瘀血阻滞亦可引起消渴病的发生，如唐容川《血证论》中认为"瘀血在里则渴，所以然者，血与气本不相离，内有瘀血，故气不得通，不能载水精上升，是以为渴"。

3.其他

消渴病病机复杂，非单一病因病机贯穿始终，而是多种病机共存。近期研究发现：糖尿病自然病程，胰岛素抵抗、胰岛素分泌功能减退贯穿始终。而从中医病机分析，热伤气阴，实际上也是贯穿于消渴病及其并发症病程中。消渴病从证候特点分析，初病多实，久病多虚实夹杂，总体来讲本虚标实为其证候特点[15]。就本虚证而言，最常见者无外是阴虚证、气虚证、气阴两虚证、阴阳俱虚证，标实证包括胃肠结热证、脾胃湿热证、肝经郁热证、痰火内扰证以及肝阳上亢证、气滞证、痰湿证、血瘀证等。在消渴病变证中，本虚证还可兼见气血亏虚证，标实证还可表现为饮邪内停证、水湿内停证、湿浊中阻证等。

二、辨证施治

本辨证施治分型参考《糖尿病中医药临床循证实践指南》[16]《糖尿病中医药防治指南》等制定，并针对痰、湿、浊、瘀等致病因素具体分析，辨证施治。

（一）热

1.肝胃郁热证

（1）临床表现
面色红赤，心烦易怒，口干口苦，脘腹痞满，胸胁胀闷，形体偏胖，大便干，小便黄，舌红苔黄，脉弦数。
（2）治法
开郁清热
（3）方药
大柴胡汤加减：
柴胡（10～20 g）、黄芩（10～15 g）、半夏（10～15 g）、枳实（10～20 g）、白芍（10～30 g）、大黄（5～15 g）、生姜（5～20 g）

（4）加减

舌苔厚腻可加化橘红、陈皮、茯苓；舌苔黄腻可加红曲、生山楂；舌暗、舌底脉络迂曲可加水蛭粉、桃仁。

2.痰热互结证

（1）临床表现

形体肥胖，腹部胀大，口干口渴，胸闷脘痞，喜冷饮，心烦口苦，大便干结，小便黄，舌红苔黄腻，脉弦滑。

（2）治法

清热化痰

（3）方药

小陷胸汤加减。

黄连（10～30 g）、半夏（10～15 g）、瓜蒌（10～20 g）、枳实（10～20 g）

（4）加减

口渴喜饮加生牡蛎；腹部胀满加莱菔子、槟榔；不寐加竹茹、陈皮。

3.肺胃热盛证

（1）临床表现

口大渴，易饥多食，多汗，喜冷饮，饮水量多，小便多，面色红赤，舌红苔薄黄，脉洪大。

（2）治法

清热泻火

（3）方药

白虎汤或桑白皮汤合玉女煎加减：

石膏（10～30 g）、知母（10～20 g）、生甘草（5～10 g）、桑白皮（10～20 g）、黄芩（10～20 g）、天冬（10～30 g）、麦冬（10～30 g）、沙参（10～30 g）

（4）加减

心烦加黄连；大便干结加大黄；乏力、汗多加西洋参、乌梅、桑叶。

4.胃肠实热证

（1）临床表现

脘腹胀满，痞塞不适，大便秘结，口干口苦，多食易饥，口干口苦，或有口臭，舌红苔黄，脉数有力。

（2）治法

清泄实热

（3）方药

大黄黄连泻心汤加减：

大黄（5～15 g）、黄连（10～30 g）、枳实（10～20 g）、石膏（10～30 g）、葛根（10～20 g）、元明粉（10～15 g）

（4）加减

口渴甚加天花粉、生牡蛎；大便干结加枳壳、厚朴；口舌生疮、心胸烦热加黄芩、黄柏、栀子、蒲公英。

5.肠道湿热证

（1）临床表现

脘腹痞满，大便黏腻不爽，或秽臭难闻，小便色黄，口干不渴，舌红苔黄腻，舌胖大，或边有齿痕，脉滑数。

（2）治法

清热利湿

（3）方药

葛根芩连汤加减：

葛根（10～30 g）、黄连（10～30 g）、黄芩（10～20 g）、炙甘草（5～15 g）

（4）加减

苔厚腐腻去炙甘草，加苍术；纳食不香、脘腹胀闷、四肢沉重加苍术、藿香、佩兰、薏苡仁；小便不畅、尿急、尿痛加黄柏、知母、桂枝；湿热伤阴加天花粉、生牡蛎。

6.热毒炽盛证

（1）临床表现

口渴引饮，心胸烦热，皮肤瘙痒，便干溲赤，舌红苔黄，脉数。

（2）治法

清热解毒

（3）方药

三黄汤合五味消毒饮加减：

黄连（10～20 g）、黄芩（10～20 g）、生大黄（5～15 g）、银花（10～30 g）、地丁（10～20 g）、连翘（10～20 g）、黄芩（10～20 g）、栀子（10～20 g）、鱼腥草（10～30 g）

（4）加减

心中懊侬、卧寐不安加栀子；皮肤瘙痒加苦参、地肤子、白鲜皮；痈疽疮疡、皮肤红肿加丹皮、赤芍、蒲公英。

（二）虚

1.热盛伤津证

（1）临床表现

口大渴，汗多，疲乏无力，多食易饥，尿量频多，溲赤便秘，舌干红，苔黄燥，脉洪大而虚。

（2）治法

清热益气生津

（3）方药

白虎加人参汤或消渴方加减：

石膏（10～30 g）、知母（10～20 g）、太子参（10～30 g）、天花粉（10～30 g）、生地（10～30 g）、黄连（10～20 g）、葛根（10～30 g）、麦冬（10～30 g）、藕汁（10～30 g）

（4）加减

口干渴甚加生牡蛎；便秘加玄参、麦冬；热重加黄连、黄芩；大汗出、乏力甚加浮小麦、乌梅、白芍。

2.阴虚火旺证

（1）临床表现

五心烦热，易燥易怒，时时汗出，少寐多梦，小便短赤，大便干，舌红赤，少苔，脉虚细数。

（2）治法

滋阴降火

（3）方药

知柏地黄丸加减：

知母（10～20 g）、黄柏（10～20 g）、生地（10～30 g）、山萸肉（10～20 g）、山药（10～30 g）、丹皮（10～20 g）

（4）加减

失眠甚加夜交藤、酸枣仁；火热重加黄连、乌梅；大便秘结加玄参、当归。

3.气阴两虚证

（1）临床表现

消瘦，疲乏无力，易汗出，口干口苦，心悸失眠，舌红少津，苔薄白，脉虚细数。

（2）治法

益气养阴清热

（3）方药

生脉散合增液汤加减：

人参（5～20 g）、生地（10～20 g）、五味子（10～30 g）、麦冬（10～30 g）、玄参（10～30 g）

（4）加减

口苦、多汗、舌红脉数等热象较重加黄连、黄柏；口干渴，舌干少苔等阴虚明显加石斛、天花粉、生牡蛎；乏力、自汗等气虚症状明显加黄芪。

4.脾虚胃滞证

（1）临床表现

心下痞满，乏力纳呆，口苦，水谷不消，便溏，或偶有腹泻，口干口苦，乏力，干呕呃逆，舌淡胖苔薄黄腻，脉弦滑无力。

（2）治法

辛开苦降，运脾理滞

（3）方药

半夏泻心汤加减：

半夏（10～20 g）、黄芩（10～20 g）、黄连（10～30 g）、党参（10～30 g）、干姜（10～20 g）、炙甘草（5～20 g）

（4）加减

腹泻重者改干姜为生姜；呕吐者加苏叶、苏梗、旋覆花；便秘加槟榔、枳实、大黄；瘀血内阻加水蛭粉、生大黄；手脚麻木者加鸡血藤。

5.上热下寒证

（1）临床表现

心烦口苦，下利，胃脘灼热，手足及下肢冰冷，舌红，苔根部腐腻，舌下脉络迂曲，脉弦紧。

（2）治法

清上温下

（3）方药

乌梅丸加减：

乌梅（10～30 g）、黄连（10～30 g）、黄柏（10～20 g）、干姜（10～20 g）、蜀椒（5～15 g）、附子（5～15 g）、当归（10～30 g）、肉桂（10～20 g）、党参（10～30 g）

（4）加减

下寒甚重用肉桂；上热明显重用黄连、黄芩；虚象甚者加黄芪；瘀血内阻加水蛭粉、桃仁、上大黄。

三、中医适宜技术

中医特色疗法：中医特色疗法源远流长，从《黄帝内经》始，除了口服中药外，还有针、灸、熏、贴、洗、熨、吸、推拿、导引等诸多方法。现对消渴病常用中医特色治法及相关机理研究作一概述：

（一）中药足浴

中药足浴疗法是将中药熬煮后进行足部浸洗，以达到治疗疾病的目的。根据生命全息理论，足部是人体很重要的一个全息元，每个全息元都是整个机体的信息缩影。中药足浴可使药性及热性通过皮肤渗透经络、血脉，直达脏腑，激发、调节经络及脏腑功能，调理气血，起到治疗疾病的作用。中药足浴方除辨证论治用于治疗糖尿病外，更多用于糖尿病周围神经病变和糖尿病足等并发症。这些并发症可归于中医"痹病""痿病""脱疽"等范畴。因此治疗原则或为益气温阳，或为活血通络，或祛湿托毒，辨证施治。

（二）中药穴位贴敷

穴位贴敷疗法是将中药制成软膏或药饼贴于相应穴位上，通过穴位对药物的吸收经过经络进而产生治疗的作用。选择皮肤、角质层比较薄的地方，及对全身调节脏腑气血阴阳作用较强的穴位，促其药性从毛孔而入腠理，通经贯络，直达病所。现代多运用贴敷疗法治疗糖尿病胃肠疾病，如糖尿病胃轻瘫、糖尿病性腹泻、糖尿病性便秘等。所选穴位以神阙、天枢、中脘、足三里等为主。穴位本身具有对药物的外敏感性及放大药效的作用，因此穴位贴敷利用经络及药物的协同作用，使药效循经直达病所，作用直接且疗效确切。

（三）穴位注射

穴位注射又叫水针疗法，是以传统经络理论为基础，将小剂量中药液注射到穴位中。其治病机理与中药穴位贴敷有相同之处，是对中医传统疗法的创新。通过穴位注射来治疗糖尿病胃肠病、糖尿病周围神经病变、糖尿病足等并发症可增强药物疗效，临床应用安全有效。一般多选择经气较强的常用降糖穴位如胰腧、脾腧、肾腧、夹脊穴、足三里、三阴交等。

（四）中药灌肠

中药灌肠可使药物直达病所，提高药物利用率，减少副作用，缩短病程。临床多用来治疗糖尿病肾病、糖尿病性腹泻等。糖尿病肾病的常用灌肠药物有大黄、附子、丹参、白花蛇舌草、蒲公英、龙骨、牡蛎等以通腑泄浊、祛除湿毒。糖尿病性腹泻的常用药物有附子、干姜、诃子、吴茱萸、五味子、黄连、乌梅、党参、黄芪等以温补脾肾、涩肠止泻。

（五）针灸治疗

针灸治疗消渴病最早见于《史记·扁鹊仓公列传》："灸其足少阴脉口……又灸其少阴脉……"这是最早以灸法治疗消渴病的病案记录。晋代皇甫谧的《针灸甲乙经》、唐代孙思邈的《备急千金要方》均有丰富的针灸治疗消渴病的记录。现代研究证实，针灸有很好的双向调节空腹血糖及餐后血糖的作用。针灸可调节胰岛细胞的结构和功能，降低高胰岛素血症中胰岛素水平同时又能刺激胰岛素分泌，提高胰岛素受体数目，从而提高身体对胰岛素的利用度。针刺还可引起中枢及外周性阿片肽类的变化，而阿片肽水平变化可能与非胰岛素依赖性糖尿病的发病及糖代谢紊乱有关。常用调节血糖的穴位有肺腧、胰腧、脾腧、心腧、肾腧、足三里、三阴交、太溪、太冲、关元、气海等，临床需辨证选穴。

（六）耳穴压豆

从经络学上讲，耳是人体脏腑器官的一个全息图。耳穴贴压法通过对耳穴的刺激，达到平衡阴阳、调理脏腑、疏通经络之目的。从西医学观点来看，耳郭有丰富的神经分布，尤其迷走神经单独分布于耳郭专门支配内脏活动，这为耳穴刺激调节内脏功能提供了客观的理论依据。

（七）推　拿

推拿又称"按摩"，是以中医的脏腑、经络学说为理论基础，并结合西医的解剖和病理诊断，而用手法作用于人体体表的特定部位以调节机体生理、病理状况，达到治疗的目的。推拿可以改善微循环，从而改善胰岛功能，改善胰岛素抵抗，改善糖脂代谢，还可以改善中枢神经系统和植物神经系统调节功能，增强免疫能力，促进肌肉组织对葡萄糖的利用，从而达到降低血糖、治疗糖尿病的目的。目前常用的方法有经穴点按法、循经推按法和按摩足部反射区法。常选择的部位有背部膀胱经、腹部、四肢、足底等。除了降糖外，还用来治疗糖尿病胃轻瘫、糖尿病周围神经病变、糖尿病足等并发症。

（八）传统功法

传统功法作为我国古老的心身锻炼方法历史悠久，强调呼吸、体势、意念的结合。中医认为，练功可以调节气血津液，疏通经络，调和脏腑，调整阴阳平衡，使形神合一。临床在中医传统功法治疗糖尿病的研究中发现，练功能够促进胰岛细胞分泌，增加机体组织对胰岛素的敏感性，提高胰岛素和细胞膜上受体的结合率，促进葡萄糖在肌肉组织中的利用及分解，从而减少胰岛素抵抗；能够改善血液流变学指标，降低血黏度，调节脂代谢。对血糖的调节也可能与练功能够调节激素分泌、调节大脑皮层兴奋性及调节植物神经功能有关。目前常用的功法有太极拳、八段锦、五禽戏、放松功、六字诀、少林功法等。

糖尿病的中医特色疗法内容极其丰富，临床常几种方法相结合使用，配合口服降糖药物和使用胰岛素使用可以收到更好的疗效。可以在专科医师的指导下选择使用，利于糖尿病患者病情的控制和生活质量的提高。

四、中医沿革

中医学通过望、闻、问、听、写形而言病之所在，很多中医病名都以主证或者病机命名，对于消渴病的认识在不断地继承与发展，糖尿病在中医学中应属"消渴"范畴。消渴的病名始记载于《黄帝内经》，《素问·奇病论》载："此人必数食甘美而多肥也……故其气上溢，转为消渴"。《灵枢》中记载"怒则气上，胸中蓄积，血气逆留……转而为热，热则消肌，故为消瘅"。认为其病机有饮食不节、脾胃受伤、胃肠结热等。东汉张仲景《伤寒杂病论》对消渴病设专篇论述，除强调胃热外，提出厥阴消渴，并用肾气丸治疗男子消渴，得出从脾、胃、肝、肾治疗消渴病的理论。晋朝陈延之的《小品方》中提到消渴病尿甜味肾气不固、精微下流的病机。隋朝《古今录验方》指出消渴病尿甜，而且还对消渴病消中、肾消做了鉴别。其后在《千金要方》《外台秘要》等医学著作中记载了大量的治疗消渴病及其并发症的方剂。宋代《太平圣惠方》中记载消渴病"夫三消者，一名消渴，二名消中，三名消肾"，首次提出三消概念。金元四大家之一的朱丹溪则不仅提出了三消的概念，而且描述了三消的症状："上消者，肺也，多饮水而少食，大小便如常；中消者，胃也，多饮水而小便赤黄；下消者，肾也，小便油麻，如膏之状，面黑而瘦。"后世医家对消渴病的病因病机认识又有侧重，如近代名医张锡纯在《医学衷中参西录》中明确提出"消渴即是西医所谓糖尿病，忌甜食物""消渴一证，古有上、中、下之分，谓其皆起于中焦而极于上、下，究之无论上消、下消，约皆渴而多饮、多尿，其尿有甜味"，并且认为三消皆源于脾，治宜重视益气养阴。

参考文献

［1］中华医学会糖尿病学分会.中国2型糖尿病防治指南（2017年版）［J］.中华糖尿病杂志，2018，1（10）：4-67.

［2］Wang G, Gao P, Zhang M, et al. Prevalence and Ethnic Pattern of Diabetes and Prediabetes in China in 2013［J］.JAMA，2017，317（24）：2515-2523.

［3］Alberti K G, Zimmet P Z. Definition, diagnosis and classification of diabetes mellitus and its complications. Part 1: diagnosis and classification of diabetes mellitus provisional report of a WHO consultation［J］. Diabet Med, 1998, 15（7）：539-553.

［4］ World Health Orgnization. Definition and diagnosis of diabetes mellitus and intermediate hyperglycemia： report of a WHO/IDF consultation， 2006 ［M］. Geneva： WHO Document Production Services，2006.

［5］ 罗春，步世忠，王福艳.葛根素治疗2型糖尿病的药理机制和临床进展 ［J］.基础医学与临床，2016，36（11）：1582-1585.

［6］ 母义明，宁光，纪立农，等.二甲双胍临床应用专家共识［J］.中国糖尿病杂志，2014，2，（8）：673-681.

［7］ 谢红伟.甘精胰岛素联合二甲双胍治疗2型糖尿病的疗效研究［J］.中国继续医学教育，2016，8（2）：136-137.

［8］钱军，汤燕，孙玉芳.社区老年性糖尿病低血糖症18例分析［J］.基层医学论坛，2016，20（3）：366-367.

［9］ 张蕾.DPP-Ⅳ抑制剂-异槲皮苷促进2型糖尿病模型小鼠胰岛素分泌及降糖作用的研究［D］.吉林：吉林大学，2013.

［10］ Shu C， Ge H，Song M，et al. Discovery of imigliptin， a novel selective DPP-4 inhibitor for the treatment of type 2 diabetes［J］.ACS Med Chem Lett，2014，5（8）：921-926.

［11］ 邹大进，张征，赵琳.二肽基肽酶-4抑制剂在2型糖尿病伴心血管疾病及高危患者中的应用评价［J］.中国糖尿病杂志，2015，23（1）：91-93.

［12］ 丁敏，李春君，邢云芝，等.GLP-1Ra减少高糖诱导的β细胞凋亡作用机制探讨［J］.天津医药，2015，43（11）：1217-1221；1345.

［13］ Crastowk H，Davies M J. An update on exenatide， a novel therapeutic option for patients with type 2 diabetes ［J］. Drugs Today， 2011， 47 （11）： 839-856.

［14］ Marso S P，Danielsg H，Brown-Frandsen K， et al. Liraglutide and Cardiovascular Outcomes in Type 2 Diabetes ［J］.N Engl J Med，2016，375（4）：311-322.

［15］ 田佳星，赵林华，连凤梅，等.中医药防治糖尿病研究进展述评［J］.中医杂志，2015，56（24）；2093-2097.

［16］ 仝小林.糖尿病中医药临床循证实践指南（2016年版）［M］.北京：科学出版社，2016，19-26.

第四章　糖尿病急性并发症

第一节　糖尿病酮症酸中毒

一、概　念

糖尿病酮症酸中毒（Diabetie ketoacidosis，DKA）是由于胰岛素不足和升糖激素不适当升高引起的糖、脂肪和蛋白代谢严重紊乱综合征，临床上以发病急、病情重、变化快为特点，高血糖、高血酮和代谢性酸中毒为主要特征，是内分泌代谢系统常见的临床急症。尽管目前糖尿病的治疗已有巨大进展，DKA 仍然有较高的发病率和死亡率。大多数发生 DKA 的患者有明确糖尿病病史，但约有27%～37% 的 DKA 发生于新诊断的糖尿病患者，特别是儿童和青少年。虽然大多数 DKA 患者属于1型糖尿病，但也有一部分2型糖尿病患者有酮症倾向，这些患者胰岛素分泌功能明显受损，临床应与1型糖尿病鉴别，往往根据有效的血糖控制后细胞功能的改善和临床病情的稳定可以诊断为2型糖尿病，且这些患者多有中年、超重或肥胖、阳性糖尿病家族史等特点。

二、发病机制

任何加重胰岛素绝对或相对不足的因素，均可成为 DKA 的发病诱因。如未诊断的1型糖尿病或已诊断但胰岛素突然减量或停药，或胰岛素泵治疗不当；2型糖尿病发生严重感染和创伤等应激情况时、发生甲亢或应用糖皮质激素治疗时往往因胰岛素相对不足而发生 DKA。多数患者发生 DKA 的诱因常常不是单一的，也有约10%～30% 的患者可无明确诱因而突然发病。感染是导致 DKA 最常见的诱因，其中以呼吸道、泌尿道、消化道的感染最为常见；其次是胰岛素使用不当，如突然减量或随意停用或胰岛素失效，亦有因体内产生胰岛素抵抗而发生DKA者；再次是饮食失控和滥用药物如可卡因、酒精等；患者在精神创伤、过度激动或劳累后以及临床严重情况如应激、外伤、手术、麻醉、妊娠、中风、心肌梗死、甲亢等也易发生DKA；另外，使用一些药物如噻嗪类利尿剂、甘露醇类脱水剂、β-受体阻滞剂、苯妥英钠、顺铂、生长激素抑制激素、糖皮质激素等治疗也可以是引起DKA的诱因。

糖尿病酮症酸中毒发病机制较为复杂，一般认为DKA的发生原因是双激素异常，即胰岛素水平降低，拮抗激素如胰高血糖素、儿茶酚胺、皮质激素、生长激素等水平升高。DKA发生时，由于胰岛素作用明显减弱，以及升糖激素作用增强共同使脂肪组织分解为游离脂肪酸，释放入血液循环，并在肝脏氧化分解产生酮体，包括β-羟丁酸（β-hydroxybutyrate，β-OHB）、乙酰乙酸和丙酮，从而造成酮血症及代谢性酸中毒；同时肝和肾糖原分解和糖异生增加以及外周组织葡萄糖利用减少导致高血糖和高渗状态。因此，DKA常常发生如下一系列病理生理改变：①严重脱水。血糖、血酮增高导致血渗透压升高从而促进细胞内液向细胞外液转移引起细胞脱水，尿酮、尿糖增加导致渗透性利尿从而引起多尿，而DKA发生时患者常有厌食，呕吐以及神志不清时饮水减少，可加重脱水。②电解质代谢紊乱。DKA在严重脱水时钠、钾均有丢失，渗透性利尿排出大量钠、钾，恶心、呕吐，厌食，摄入减少等因素均可引起低钠血症、低钾血症，但由于脱水、酸中毒有时可掩盖低钾血症。DKA发生时，由于细胞分解代谢增加，磷从细胞内释放，经肾随尿排出，致机体缺磷，引起严重的低磷血症。③代谢性酸中毒。引起代谢性酸中毒的原因有：游离脂肪酸的代谢产物β-羟丁酸、乙酰乙酸在体内堆积；有机酸阴离子由肾脏排出时，大部分与阳离子尤其是Na^+、K^+结合成盐类排出，因此大量碱丢失，加重了酸中毒；蛋白分解加速，其酸性代谢产物如硫酸、磷酸及其他有机酸增加。④多脏器病变。DKA早期，由于葡萄糖利用障碍，能量来源主要为游离脂肪酸及酮体，此二者对DKA患者的脑功能有抑制作用，使脑处于抑制状态。晚期常并发脑水肿而使病情恶化。DKA由于严重脱水，循环障碍，肾血流量不足，可引起急性肾功能不全。

三、临床表现

1型糖尿病以及有些2型糖尿病的DKA常呈急性发病，发病很快。1型糖尿病患者有自发DKA倾向，2型糖尿病患者在一定诱因作用下也可发生DKA，其中约20%～30%患者以DKA为糖尿病的首发表现。在DKA发病前数天，糖尿病控制不良的症状就已存在，但酮症酸中毒的代谢改变常在短时间形成（一般<24 h）。有时全部症状可骤然发生，事先无任何先兆或症状。DKA主要症状包括多尿、烦渴、多饮和乏力等糖尿病本身症状加重，可以伴有肌肉酸痛、恶心、呕吐、食欲减退。DKA患者常见（>50%）上腹痛、腹肌紧张及压痛，似急腹症。对腹痛患者需认真分析，因为腹痛既可以是DKA的结果，也可能是DKA的诱因（尤其在年轻患者）。如果脱水和代谢性酸中毒纠正后，腹痛仍不缓解，则需进一步检查。由于酸中毒，呼吸加深加快，严重者出现Kussmaul呼吸，这是由于酸中毒刺激呼吸中枢的化学感受器，反射性引起肺过度换气所致。呼气中有烂苹果味为DKA特征性的表现。神经系统可表现为头昏、头痛、烦躁，病情严重时可表现为反应迟钝、表情淡漠、嗜睡、昏迷。体格检查可发现有皮肤黏膜干燥、眼球下陷、Kussmaul呼吸、血压下降、脉快而弱、四肢厥冷、腱反射减退或消失、精神改变。

四、实验室检查

对于考虑DKA的患者首要的实验室检查应包括：尿常规、血常规、血糖、BUN/Cr、血清酮体、尿酮体、电解质（可以计算阴离子间隙）、渗透压、血气分析、心电图。如果怀疑合并感染还应该进行血、尿、咽部的细菌培养。如有相关指征，还应该做胸片检查，同时给予适当抗生素治疗。糖化血红蛋白检测有助于判断近期病情控制的好坏。

（一）血糖

血糖明显升高，一般在16.7～33.3 mmol/L，超过33.3 mmol/L时多伴有高血糖高渗综合征或有肾功能障碍。

（二）血酮

DKA最关键的诊断标准为血酮值。DKA发生时，肝细胞摄取葡萄糖减少而糖原合成及贮藏亦减少，分解增多，肝糖输出增多。脂肪分解增强，游离脂肪酸在肝脏细胞线粒体内经β氧化成为乙酰辅酶A，最后缩合成酮体（β-羟丁酸、乙酰乙酸、丙酮）。酮体在肝脏生成，其中的β-羟丁酸和乙酰乙酸为酸性物质。正常人血清中存在微量的酮体，在禁食和长期体力活动后浓度增加，新生儿和孕妇血清中的酮体也稍升高。DKA发生时，由于胰岛素缺乏和抗胰岛素激素增多，血中酮体常显著增加。目前临床诊断 DKA 多采用尿酮体检测，尿酮体检测简便且灵敏度高，是目前国内诊断 DKA 的常用方法。尿酮体检测存在以下局限性：（1）尿酮体检测通常采用的是半定量的硝普盐法，此方法却无法检测出酮体的主要组分——β-羟丁酸（β-OHB）；（2）留取样本有时有困难，导致诊断时间的延误；（3）特异性较差，假阳性率高，导致后续许多不必要的检查；（4）半定量结果与临床症状及血酮体水平常不呈比例。因此，若条件允许，诊断 DKA 时应采用血酮检测，若无血酮检测方法可用时，尿酮体检测作为备用方法。此外，对临床需急诊处理的 DKA 患者推荐血酮床旁监测（如便携式血酮仪）作为治疗监测的手段。当血酮≥3 mmol/L 或尿酮体阳性，血糖＞13.9 mmol/L 或已知为糖尿病患者，血清 HCO_3^-＞18 mmol/L 和或动脉血 pH＞7.3 时可诊断为糖尿病酮症，而血清 HCO_3^-＜18mmol/L 和/或动脉血 pH＜7.3 即可诊断为 DKA。如发生昏迷可诊断为 DKA 伴昏迷。

（三）血清电解质

血钠水平可以低于正常，多数降至 135 mmol/L 以下，少数可正常。血钠的下降通常是由于高血糖造成高渗透压，使细胞内的水转移至细胞外稀释所致。血钠偶可升高至 145 mmol/L 以上，如果高血糖患者血钠浓度增加则提示严重水丢失。血清乳糜微粒会干扰血糖血钠的测定结果，因此，酮症酸中毒时有可能出现假性正常血糖（pseudonormoglyeemia）和假性低钠血症（pseudohyponatremia）。

血清钾于病程初期正常或偏低，胰岛素缺乏和酸中毒致血钾向细胞内转移减少以及少尿、脱水可致钾升高，进而导致高血钾，须注意监测。如果 DKA 发生时血钾浓度低于正常或正常低限，则提示患者机体内的总钾含量已经严重缺乏，随着补液、胰岛素治疗的进行，血钾会进一步下降，从而导致严重心律失常。因此，对这类患者应该进行严密的心电监护并积极补钾治疗。

（四）血清磷酸盐

DKA 患者多伴有缺磷，但 DKA 患者血清磷酸盐水平通常升高，这是因为胰岛素缺乏、分解代谢增强等均可导致细胞内磷酸盐离子向细胞外转运。血清磷酸盐水平可随着治疗而下降。

（五）血气分析和阴离子间隙

DKA 是酮、酸积聚导致阴离子间隙增加的代谢性酸中毒。DKA 代偿期 pH 值

及 CO_2 结合率可在正常范围，碱剩余负值增大；缓冲碱（BB）明显减低，标准碳酸氢盐（SB）及实际碳酸氢盐（AB）亦降低；失代偿期，pH 值及 CO_2 结合率均可明显降低、HCO_3^- 降至 10 mmol/L 以下，阴离子间隙增大。阴离子间隙是通过氯离子与碳酸氢根离子的浓度之和与钠离子浓度差计算得到的。正常的阴离子间隙范围在 7～9 mmol/L，若 >12 mmol/L 表明存在阴离子间隙增加性酸中毒。DKA 按照酸中毒的严重程度（血 pH，血碳酸氢盐和血酮）以及是否存在精神症状分为轻度、中度、重度。

（六）血清渗透压

血清渗透压与神智改变的研究明确了渗透压与神志障碍存在正线性关系。在有效渗透压不高（≤320 mmol/L）的糖尿病患者中，出现木僵或昏迷状态要考虑到引起精神症状的其他原因。

（七）其他

血尿素氮、肌酐可因脱水而升高，多为轻中度升高，一般为肾前性。经治疗后无下降者提示有肾功能损害。血常规白细胞可增高，无感染时可达 $30×10^9$/L 以上，尤以中性粒细胞增高更为显著，血红蛋白及红细胞压积升高，血游离脂肪酸、甘油三酯可升高。如原有肢端坏疽，发生酮症酸中毒时，可发展为气性坏疽（Fournier 坏疽），其皮下气体迅速增多的原因未明，可能与酮症酸中毒有关。21%～79% 的 DKA 患者血淀粉酶水平升高，这可能是非胰源性的，还可能来自腮腺。血脂肪酶测定有助于胰腺炎的鉴别诊断，但 DKA 患者的脂肪酶也会升高。甚至有淀粉酶升高，可能由于胰腺血管循环障碍所致。

DKA 的早期诊断是决定治疗成功的关键，临床上对于原因不明的恶心、呕吐、酸中毒、失水、休克、昏迷的患者，尤其是呼吸有酮味（烂苹果味）、血压低而尿多者，不论有无糖尿病病史，均应想到本病的可能性。应立即查末梢血糖、血酮、尿糖、尿酮，同时抽血查血糖、血酮（β-羟丁酸）、尿素氮、肌酐、电解质，做血气分析等以肯定或排除本病[1]。在 DKA 发展过程中，当患者对酸碱平衡处于代偿阶段时，可以仅表现为酮症。诊断标准为：血酮≥3 mmol/L 或尿酮体阳性，血糖 >13.9 mmol/L 或已知为糖尿病患者，血清 HCO_3^- >18 mmol/L 和/或动脉血 pH >7.3。

DKA 分为轻度、中度和重度。轻度仅有酮症而无酸中毒（糖尿病酮症）；中度除酮症外，还有轻至中度酸中毒（糖尿病酮症酸中毒）；重度是指酸中毒伴意识障碍（糖尿病酮症酸中毒昏迷），或虽无意识降碍，但二氧化碳结合力低于 10 mmol/L。

表 1　糖尿病酮症酸中毒的诊断标准和严重程度分级

标准	轻度	中度	重度
阴离于间隙	>10 mmol/L	>12 mmol/L	>12 mmol/L
动脉血 pH	7.00～7.24	7.24～7.30	<7.00
有效血浆渗透压	variable	variable	variable
意识	清醒	清醒/嗜睡	木僵/昏迷
血清碳酸氢盐	15～18 mmol/L	10～15 mmol/L	<10 mmol/L
血酮体	阳性	阳性	阳性
尿酮体	阳性	阳性	阳性

五、鉴别诊断

（一）饥饿性酮症

某些患者由于其他疾病引起剧烈呕吐，处于禁食等状态时，也可产生大量酮体及酸中毒，但这些病人血糖不高，尿糖阴性，有助于鉴别。

（二）高血糖高渗综合征（HHS）

本症多见于 2 型老年糖尿病患者，多有神志障碍、意识模糊、反应迟钝、抽搐等，实验室检查血 Na^+ 浓度升高，常 >145 mmol/L；血糖显著升高，常大于 33.3 mmol/L；血渗透压增加，大于 330 mmH_2O，酮体阴性或弱阳性。

（三）低血糖症

起病较突然，发病前有用胰岛素及口服降糖药史，用药后未按时进食或过度运动等，患者可有饥饿、心悸、出汗、手抖、反应迟钝、性格改变。患者皮肤湿冷，与高渗昏迷、酮症酸中毒皮肤干燥不一样，实验室检查血糖 <2.8 mmol/L，尿糖、尿酮均阴性。

（四）乳酸酸中毒

多发生在服用苯乙双胍（降糖灵）、休克、缺氧、饮酒、感染等情况，原有慢性肝病、肾病、心衰竭史者更易发生。本病的临床表现常被各种原发病所掩盖。由缺氧及休克状态引起者，在原发病的基础上可伴有发绀、休克等症状。无缺氧及休克状态者，除原发病以外，以代谢性酸中毒为主，常有原因不明的深呼吸、神志模糊、嗜睡、木僵、昏迷等。休克可见呼吸深大而快，但无酮味，皮肤潮红，实验室检查，血乳酸＞5 mmol/L，pH＜7.35或阴离子间隙＞18 mmol/L，乳酸/丙酮酸（L/P）＞3.0。

（五）酒精性酸中毒

慢性酒精中毒可合并严重代谢性酸中毒，有时鉴别甚为困难。其临床表现和实验室检查可酷似酮症酸中毒（酒精性酸中毒亦称为酒精性酮症酸中毒），常常被漏诊或误诊为DKA。临床上，常因剧烈呕吐、脱水、厌食使血β-羟丁酸升高，而且用传统的β-基氢氰酸盐法无法检出，是造成漏诊的主要原因之一。故对每一位糖尿病并DKA患者来说都必须排除本症可能。

（六）其他

其他应注意与急腹症鉴别，血糖、尿糖与血酮、尿酮测定有助于鉴别。

表2　高血糖危象DKA与HHS的区别

DKA	HIS
病史	
T1DM 未进行正规治疗 前驱疾病(数天) 感染 体重减轻	T2DM 饮水障碍 老年患者 前驱疾病(数周) 可能的并发症 胃肠外营养 药物治疗：β-阻滞剂,苯妥英钠,利尿剂,糖皮质激素类 腹膜透析/血液透析
症状及体征	
多尿 多饮 恶心、呕吐、腹痛	多尿

续表2

诊断标准	
显著特点——酮症酸中毒	显著特点——高渗透压,高血糖
pH<7.3 血清 HCO_3^-<18 mmol/L 血糖>13.9 mmol/L 血酮≥3 mmol/L或尿酮阳性 进行性意识障碍	血糖>33.3 mmol/L 血浆渗透压>320 mmol/L 无酮症酸中毒 pH>7.3 血清 HCO_3^->18 mmol/L 进行性意识障碍(抽搐)

六、特殊类型的糖尿病酮症酸中毒

(一)2型糖尿病并DKA

一般认为2型糖尿病患者不易发生DKA,但患者在遇到感染、创伤、应激、手术剧烈刺激等情况时,可并发DKA,其临床表现可轻可重。2型糖尿病并DKA占全部DKA的26%。以DKA起病的2型糖尿病应与1型糖尿病鉴别,一般来说,2型糖尿病患者年龄较大、起病前有较长时间的"三多一少"症状、超重或肥胖、有糖尿病家族史、常合并其他代谢异常如高血压和血脂紊乱等,经胰岛素强化治疗(细胞拯救性治疗)后,多数患者可以改为口服降糖药或单纯生活方式干预即可控制血糖,但病情较重患者在DKA纠正后往往需要胰岛素治疗。另外,发生在老年2型糖尿病患者的DKA,应与HHS鉴别(见鉴别诊断)。老年性2型糖尿病并DKA时,具有如下特点:

1.就诊前多数未使用过胰岛素;

2.既往多无酮症酸毒史;

3.纠正DKA所需的胰岛素剂量较儿童、青少年大;

4.血糖下降时间(比糖尿病者长平均约10.5 h);

5.治疗中发现低血糖时常无症状,故难以早期处理:

6.住院时间长,且死亡率高(年龄>65岁者为22%,而小于65者仅2%),死亡率随着年龄的增加而增加,如60~69岁为8%,70~79岁为27%,80岁以上者为33%。

死亡的主要原因包括感染、血栓形成和心肌梗死。

（二）儿童糖尿病合并DKA

儿童糖尿病患者DKA与成人DKA不同：

1.儿童年龄越小，其多饮、多尿、体重下降的病史越不明显，儿童因肺炎、反应性气道疾病（哮喘）或支气管炎等给予糖皮质激素和/或拟交感类药物时可以导致代谢紊乱，医生可能不会怀疑糖尿病，导致症状持续时间长、更加严重的脱水和酸中毒，最终易发生昏迷。即使在发达国家，约15%～70%新诊断儿童糖尿病患者因DKA而发现。在儿童和青少年中，DKA的患病率随着年龄的增长而降低，且无性别差异。

2.由于基础代谢率及相对较大的体表面积，在补液和补充电解质时需要精确计算。

3.由于大脑和自调节机制不完善等DKA较严重，DKA婴幼儿更易发生脑水肿，约占儿童DKA的0.5%～1%，并且是儿童DKA死亡的主要原因（脑水肿约占儿童DKA相关死亡的60%～90%；其他少见死因包括败血症、其他感染、吸入性肺炎、肺水肿、急性呼吸窘迫综合征、纵隔气肿、低或高钾血症、心律失常、中枢神经系统血肿或血栓形成、横纹肌溶解。

4.儿童糖尿病延误诊断是DKA发生的主要原因，胰岛素应用不当则是儿童反复发生DKA最常见的原因。

（三）妊娠糖尿病并DKA

妊娠糖尿病（gestational diabetes mellitus，GDM）一般不会发生DKA，如果发生DKA，提示其妊娠前即存在糖尿病。妊娠期特殊的生理状态可能影响妊娠期DKA的发生。一方面，妊娠期一些激素如皮质醇、泌乳素水平增加，在细胞水平拮抗胰岛素导致胰岛素抵抗，妊娠期孕激素增加通过减弱胃肠道蠕动发挥胰岛素拮抗作用。再者，妊娠期呕吐导致的脱水状态引起应激激素分泌增加，同样也发挥胰岛素抵抗效应。另一方面，妊娠期呼吸改变导致呼吸性碱中毒以及肾脏代偿性的碳酸氢盐排泄增加。这些均是糖尿病孕妇易于发生DKA的原因。妊娠后期往往呈现胰岛素缺乏/胰岛素抵抗状态，可因呕吐、使用拟交感神经药物、多胎妊娠、产科危象、病理妊娠和隐性感染等诱因而发生DKA。另外，DKA与妊娠不良结局有关。目前认为DKA增加流产的风险，具体机制不明。可能原因包DKA发生时严重脱水导致子宫和胎盘的血流减少，酸中毒又可以减少子宫和胎盘的灌注。另外，高血糖和酸中毒引起胎儿乳酸蓄积和缺氧。因而，对于糖尿病孕妇，特别是糖尿病合并妊娠的妇女，严格控制血糖，避免DKA发生，对改善妊娠结局具有非常重要的意义。妊娠糖尿病并DKA必须用胰岛素治疗，慎用或禁用对胎儿有毒性的药物。

七、糖尿病酮症酸中毒的西医治疗

DKA一经确诊，应立即进行治疗。治疗措施应根据病情严重程度而定。对于仅有酮症，无明显脱水及酸中毒，神志清楚，能口服补液和进食的患者，可皮下给予普通胰岛素治疗，在注意观察和复诊的情况下可以不入院治疗。对有脱水、酸中毒等危重患者应紧急处理，包括补液扩容、持续胰岛素输注，纠正电解质失衡和酸中毒，密切观察并积极寻找诱因。当血糖超过13.9 mmol/L、动脉血pH<7.30，碳酸氢盐小于15 mmol/L，尿酮体或血酮体中度以上升高时，应入院治疗，而重度DKA患者则应送入CCU。

DKA的治疗原则：尽快补液以恢复血容量、纠正失水状态，降低血糖，纠正电解质及酸碱平衡失调，积极寻找和消除诱因，防治并发症，降低病死率。主要治疗方法包括：补液、使用胰岛素、补钾、补碱[2-4]。

（一）治疗前评估

治疗前评估须包括病史及体格检查，评估机体失液状态并立即进行实验室检查，在实验室检查报告之前即可开始补液及使用胰岛素治疗。DKA患者需要严密监测生命体征以及尿量、血糖、血酮、尿酮、电解质、CO_2结合率、血尿素氮、肌酐及阴离子间隙。

（二）治疗监测及疗效评估

在DKA的治疗期间，应进行密切观察和连续的实验室监测：每小时观察生命体征、神经精神症状以及脑水肿的先兆症状和体征等；每小时的出入量；每小时测定毛细血管血糖但必须与静脉血糖测定交叉进行（由于末梢循环不良和酸中毒时毛细血管血糖不准确），记录给予的胰岛素剂量；每2～4小时测定血电解质，血糖、钙、磷、镁和血气（重症病例可以更加频繁）。

（三）治疗目的

1.快速扩容；

2.纠正高血糖症和高血酮症；

3.治疗期间，防止低钾血症；

4.鉴别和治疗有关细菌感染。

用碳酸氢钠迅速纠正pH值对大多数病人（血浆pH>7）是不必要的，这种治疗可以诱发碱中毒和低钾血症的严重危险。在DKA治疗过程中医生的密切观察是必需的，因为频繁的临床和实验室评估和适当的标准治疗必不可少。病死率约为10%，入院时低血压和昏迷是影响预后的不利因素。死亡的主要原因是循环衰竭、低钾血症和感染急性脑水肿，这一罕见且常常致命的并发症主要出现在儿童，较少见于青少年和年轻成人。没有证据显示任何DKA治疗能明显改变急性脑水肿危险性。有些医生认为应避免血糖的迅速降低（每小时>50 mg/dl，即每小时>2.78 mmol/L），以减缓渗透压的快速变化。有些病人有先兆症状（如突然头痛，意识的迅速改变），但有些病人一开始便出现呼吸停止，在呼吸停止后，应用高换气、类固醇、甘露醇常无效。已有报道个别好转病例，常常有持久的神经功能障碍。

（四）胰岛素治疗

1.第一阶段

凡病人诊断确定（或血糖大于16.7 mmol/L），开始于静滴的生理盐水或复方氯化钠液体内加入普通胰岛素，剂量按每小时2~8 U（一般4~6 U）持续静滴。2 h后复查血糖，如血糖下降小于滴注前水平的30%，则将胰岛素量加倍，如下降大于30%则按原量继续滴注直到血糖下降到13.9 mmol/L左右时改为第二阶段治疗。

2.第二阶段

当血糖降至小于或等于13.9 mmol/L时，可将原来的生理盐水改为5%葡萄糖溶液或5%葡萄糖盐水，继续点滴普通胰岛素，葡萄糖与胰岛素之比为2∶1~4∶1（即每2~4 g葡萄糖给一个单位胰岛素），直到血糖降至11.1 mmol/L左右、酮体阴性、尿糖（＋）时可过渡到平时治疗。但在停静脉滴注胰岛素前1 h，应皮下注射一次胰岛素（一般8 U）以防血糖回跳。在DKA恢复后的最初24 h，停用胰岛素可能迅速出现高酮血症。当病人能够耐受时，应予口服补液。

（五）补液

1.补液总量

一般按病人体重的10%。一般第一日补液量为3000~6000 mL，血糖高时（大于13.9 mmol/L）可用生理盐水或复方氯化钠溶液；血糖降至13.9 mmol/L左右时可改为5%的葡萄糖溶液或葡萄糖盐水。

2.补液的速度

应视末梢循环、血压、尿量、神志及心血管情况而定，治疗中补液速度应先快后慢，第1小时输入生理盐水，速度为15 ~ 20 mL·kg^{-1}·h^{-1}（一般成人1.0~1.5 L）。随后补液速度取决于脱水程度、电解质水平、尿量等。要在第1个24 h内补足预估的液体丢失量，补液治疗是否奏效，要看血流动力学（如血压）、出入量、实验室指标及临床表现。对有心、肾功能不全者，在补液过程中要监测血浆渗透压，并经常对患者心脏、肾脏、神经系统状况进行评估以防止补液过多。对于老年有冠心病或糖尿病性心脏病等有心血管病变者补液不宜太多太快，以免引起肺水肿，可根据中心脉压估计补液的量及速度。

3.补钾应积极

在糖尿病酮症酸中毒时，由于酸中毒钾从细胞内逸出，正常血钾并不表示钾代谢正常，而实际上仍有失钾。另外，应用胰岛素治疗后血容量趋向恢复，尿中大量排钾，同时因葡萄糖利用增加，钾离子进入细胞内，又因酮症酸中毒得到纠正后细胞释放氢离子而摄取钾离子，因此，本症中失钾系特征之一，故应积极补钾，当血钾低于3.5 mmol/L时则失钾严重，应积极补钾；如血钾高于5.5 mmol/L且伴有少尿或尿闭、肾功能有不全征象或可疑者，则暂行严密观察而不考虑补钾。关于何时开始补钾，以往多数认为钾与葡萄糖水同时静滴。近年各家意见更趋向提早补钾，除非血钾过高或有肾功能不全或无尿，否则与胰岛素同时补钾，即一开始补液，即同时补钾，补钾量一般24小时总量为6~10 g，最好有血钾或心电图监测，钾入细胞内较慢，补钾至少5~7日方能纠正失钾，目前强调病人能进食后仍需服钾盐一周。

4.纠酸不宜过早

由于本症的酸中毒基础是胰岛素缺乏，酮酸生成过多，并非HCO$_3^-$损失过多，故采用胰岛素抑制酮体生成，促进酮酸氧化，则酸中毒自行纠正，故补碱不宜过多、过早。

纠正酸碱平衡失调一般可不使用药物，因为：

（1）酮体为有机酸，可以经代谢而消失。

（2）由于 CO_2 比 HCO_3^- 易于通过细胞膜和血-脑屏障，故输入碳酸氢钠后，细胞内和颅内 pH 将进一步下降。

（3）血 pH 升高，血红蛋白对氧的亲和力显著升高，加重组织缺氧。

（4）增加脑水肿的发生。

（5）大量 $NaHCO_3$ 往住导致低血钾。

故仅在动脉血 pH<7.1 时，即酸中毒直接危及生命时，可酌情给予碳酸氢钠液，血 pH 值≥7.2 即应停止。禁用乳酸钠。

（六）人工胰岛治疗

利用灵敏的感受血糖浓度的传感器，经计算机的信息处理，根据血糖浓度变化的趋势，经驱动装置向体内注射胰岛素和（或）葡萄糖液，代替胰岛以维持体内血糖平衡的设备称为人工胰岛，它可以根据血糖变化趋势进行瞬间到瞬间的二维性调整胰岛素剂量，必要时可以自动输入葡萄糖，故安全可靠，能有效地降低死亡率。

（七）其他

如血浆置换、血液透析等，仅限于严重病人，尤其伴较严重肾衰竭者。

（八）预后

平均死亡率约为1%～15%，近10年死亡率明显下降。除治疗方案外，影响预后的不利因素包括：①年龄超过50岁；②昏迷较深时间长；③血糖、尿素氮、血浆渗透压显著升高。

八、糖尿病酮症酸中毒中医诊治

（一）病因病机

本病是消渴病基础上所发，消渴病的病机主要为气阴两虚，气虚以脾气虚为主，阴虚以肾阴虚为要。《医学衷中参西录》云："消渴之症多由元气不升。"《类证治裁·三消论治》云："小水不臭而甜者，此脾气下脱症最重。"《丹台玉案·

三消》说："阳盛阴衰构成此症，而三消之患始剧矣。"素体气阴两虚加之饮食不节、外邪侵袭、生活劳逸失衡，诱发本病[5]。

1.饮食不节

素体气阴虚弱，过食肥甘厚味，更伤脾胃，运化无力，聚湿生痰，郁而化热，胃气上逆，可发生恶心、呕吐；胃阴受伤，胃热炽盛，可以生烦渴引饮。《素问·通评虚实论》曰："凡治消瘅、仆击，偏枯痿厥，气满发逆，甘肥贵人，则高粱之疾也"。

2.外邪侵袭

素体阴虚内热，加上外邪侵袭，引动内热；内热炽盛，伤津耗液，可使口渴更甚。《素问·气交变大论》云："岁水太过，寒气流行，邪害心火。渴而妄冒。"素体气虚，聚湿生痰，痰热内结，上蒙清窍，可发生嗜睡或昏迷。

3.劳逸失衡

素体阴虚，复因劳欲过度，损伤阴精，阴虚阳亢发为消渴。过度安逸，也可造成消渴。《内经》云："久卧伤气，久坐伤肉"，气虚不能运化水湿，可聚湿成痰，痰湿阻滞，三焦水道不通，津液不能上承，可造成口渴，痰蕴脾胃，可造成恶心、呕吐等症。

（二）辨证施治

1.胃火炽盛

表现为胃脘灼疼，心烦，口渴引饮，口臭，牙龈肿痛，便秘尿黄，舌红苔黄，脉滑数。治以清胃泻火，养阴生津。方用玉女煎加减。药用生地黄30 g、生石膏30 g、知母10 g、川牛膝10 g、麦冬30 g、花粉10 g、山茱萸10 g。大便干结者加用熟大黄3 g；伴明显感染症状者加用双花30 g、大青叶10 g。

2.气阴两虚

表现为神疲乏力，汗出气短，纳呆，口渴，心悸，手足心热，舌红绛苔少，脉细数无力。治以益气养阴。方选生脉散加减。药用生黄芪30 g、五味子10 g、麦冬30 g、太子参30 g、葛根30 g、玄参20 g、山茱萸10 g、山药30 g。气虚较严重者改太子参为人参10 g，同时加用黄连3 g；纳呆较重者加砂仁6 g。

3. 痰火旺盛

表现为口干口苦，呕吐恶心，烦燥，眩晕，失眠，小便黄赤，舌红，苔黄腻、脉弦数。治以清热化痰、养心安神。方选黄连温胆汤加减。药用黄连6 g、竹茹10 g、半夏5 g、陈皮10 g、荷叶10 g、苏叶10 g、熟大黄6 g。口渴重加用花粉10 g、知母10 g。烦躁发热者加用山栀子5 g、生石膏30 g；大便干结者加用熟大黄6 g、芦荟3 g。

4. 痰热蒙窍

表现为口干口渴，心烦不寐，烦躁不安，或嗜睡，甚则昏迷不醒，呼吸深快，食欲不振，口臭，呕吐，小便短赤，舌黯红而绛、苔黄腻而燥，脉细数。治以清热化痰开窍。方用安宫牛黄丸口服。如患者昏迷不能服药，可给予安宫牛黄丸保留灌肠。

5. 阴阳离决

可表现为亡阴亡阳证，亡阴可见精神烦躁或昏迷谵妄、汗出身热、口渴喜冷饮、呼吸短促、面色潮红、舌质干红、脉虚数。亡阳可见大汗淋漓、汗出如珠、四肢厥冷、精神恍惚、面色苍白、舌质淡润、脉微欲绝。亡阴证治以滋阴增液或养阴益气。给予生脉注射液静脉滴注，同时给予生脉散煎服，药用人参15 g、五味子5 g、麦冬10 g。亡阳证治以益气回阳，扶正救脱。给予参附注射静脉滴注，同时给予独参汤，药用人参15 g，急煎服。

6. 中药灌肠

中药灌肠适用于所有大便干结燥屎不下，经一般治疗不能短期奏效者；呕吐、恶心较重不能正常服用药物者。昏迷患者由于用鼻饲可诱发感染，所以建议灌肠用药，效果较好。对于大便干结者，长期不排便，本身就可造成毒性代谢产物蓄积，不利于酮体消除，应用中药增液承气汤保留灌肠。呕吐、恶心者多见于痰热患者，可给予黄连温胆汤保留灌肠。昏迷患者给予安宫牛黄丸温水化开保留灌肠。

根据酮症酸中毒的临床表现，中医认为酮症酸中毒属于中医学"口臭""恶心""呕吐""哕"等范畴。病因主要表现为胃热上蒸、外邪犯胃、饮食不节等三个方面，治宜审证求因，中西医并重。中医学认为糖尿病的病机主要是阴津亏损，燥热内盛，病理性质为正虚邪实，或虚实夹杂，阴虚为病之本，燥热为病之标，阴虚生热，燥热伤津，二者往往互为因果，久之阴损及阳，可见气阴两伤或阴阳俱虚。糖尿病气虚、阴虚、阳虚等病理变化，导致了瘀血、痰湿、浊毒等病理产物的形成，而这些病理产物又是糖尿病发展的动因。若糖尿病患者饮食不节、情志失调、劳欲过度、感受时邪或遇创伤、分娩，或治疗不当等，病情发展，可导致糖尿病酮症酸中毒的发生。此时患者阴虚燥热至极，煎熬脏腑，火因水竭而益烈，水因火烈而益干，脏腑功能严重失调，水谷精微代谢紊乱愈甚，癖浊毒邪肆虐，故毒蕴血分是本病的主要病理环节。酮症酸中毒的前期一般表现为阴津亏损。随着病情的加重出现燥热内盛，此为糖尿病酮症酸中毒的早期，表现为"三多一少"症状加重。病位在中、上二焦，出现酮体及渗透压升高阶段。当失治或误治出现恶心呕吐、便秘、口有哕臭、大渴引饮时，提示上焦津枯，中焦燥火炼液成痰，秽浊蟠烁，肠燥腑实，升降失司，浊气上逆，病情由肺传胃，治宜清热养阴润燥，芳香辟秽。若高渗性脱水明显，代谢性酸中毒程度加重，出现消化道症状，以牛黄清心解毒，豁痰开窍；水牛角清营凉血，咸寒解毒；佐以黄芩清上焦之热，黄连解中焦热毒，栀子泻三焦之火；玄参滋阴清热；郁金、葛蒲芳香祛秽，通窍开闭；生石膏甘寒清热。全方凉血开窍，清热解毒。若患者高热、躁扰发狂，或见有吐血、衄血、便血、尿血，或见神昏，或见抽搐，舌质深绛，脉虚数，或细促，为邪毒内陷证。治以滋阴清热，凉血熄风。偏血热邪入营分方用犀角地黄汤（犀角、生地黄、丹皮、芍药），方中犀角清心、凉血、解毒为主，配生地以凉血、清热，芍药、丹皮既能凉血，又能散瘀；或因肝阴不足，肝风内动以凉肝熄风为主，方用羚羊角钩藤汤（羚羊角、桑叶、川贝、鲜地黄、钩藤、菊花、白芍药、鲜竹茹、茯神）。方中羚羊角、钩藤、桑叶、菊花凉肝熄风，川贝、竹茹清热化痰通络，茯神宁神定志，白芍、生地、甘草酸甘化阴养血。若患者高热，汗多而黏，渴喜冷饮，口干唇焦，肌肤干瘪，或面色苍白，自汗不止，四肢厥逆，呼吸低微，舌黯淡无津，脉微细欲绝，为阴脱阳亡证，治以益气回阴，回阳救脱。方用生脉饮合参附汤（人参、制附子、五味子、麦冬）。方中以人参为君，大补元气以固脱，辅制附，壮元阳以救逆，佐麦冬甘寒濡润，养阴生津，伍以五味子滋肾敛汗。全方益气生脉，回阳固脱。

7.中医临床治疗关键问题探讨

（1）分清脏腑

糖尿病酮症酸中毒前期病在肺、脾，表现为阴津不足，当注意养护脾、肺之阴。早期病变在肺、胃，表现为燥热伤及肺、胃，热盛明显，当以清肺泻胃为主。糖尿病酮症酸中毒进一步恶化病及心、肾，常表现为邪陷心包，热入血分，治当芳香开窍，清热凉营。邪毒日久，病及肝、肾，为真阴耗竭，邪入肝经，阴虚动风，甚则出现亡阴亡阳之危候，此时当回阴救阳固脱。

（2）分清虚实

糖尿病酮症酸中毒在审因辨证过程中要把握虚实的变化，病之始表现为气阴亏虚，其标为燥热之实，继而为邪、瘀、毒、浊，日久伤及真阴真阳，故其病理过程是由虚至实、虚实夹杂、日久阴阳俱虚的过程。在治疗过程中要始终注意养护阴津。出现烦躁不安，嗜睡，甚至昏迷，神志症状突出，口渴反不明显，为秽毒化火，毒火亢盛，深入下焦，出现心、肾症状，多见于糖尿病酮症酸中毒病情加重阶段，此时大量失水，肾功能障碍，体内酮体进一步堆积，使中枢神经系统对氧的利用率减低，抑制中枢神经系统功能，治宜芳香开窍，清热凉营。当病情进一步恶化时，出现手足蠕动、重则惊厥抽搐等动风之症，为真阴化源耗竭之象，病邪深入足厥阴肝经，病位在肝、肾，多见于糖尿病酮症酸中毒严重阶段，钾、钠、氯、钙等电解质大量丢失，出现中枢神经症状。病情发展到最后，肌肤干瘪皱折，神志倦怠，或昏迷不醒，大汗不止，四肢厥逆，脉微欲绝，出现阴脱阳亡的危候，当急于回阳救逆，益气固脱，育阴生脉。酮症酸中毒的诱因常为外感、失治误治、外伤和其他疾病。糖尿病患者外感风寒、风热、暑湿、暑温等均可导致酮症酸中毒的发生。失治、误治或中断药物治疗可以诱发酮症酸中毒。严重的外伤、骨折，或手术麻醉、分娩均可诱发酮症酸中毒。其他疾病，如心悸、中风、真心痛等也可诱发。糖尿病酮症酸中毒的主要表现为糖尿病症状（如多饮、多食、多尿、体重下降及全身乏力）加重及诱因表现。其中脾、胃症状有纳呆、恶心、呕吐、腹痛等，亡阴症状如皮肤干燥，眼球下陷，尿量减少，重者有脉细数、气急，口中有甜味，头晕、萎靡甚者嗜睡、昏迷或出现亡阳症状。在治疗上要辨证审证求因，标本兼顾。抓住热、瘀、浊、毒这些标实因素，"急者治其标"，兼顾阴虚，治以清热解毒，凉血活血，养阴生津，降逆化浊。

（三）常见证型的辨证治疗

1.燥火伤肺证

患者常常烦渴引饮，渴饮无度，随饮随消，四肢倦怠，纳食泛恶，舌黯红苔薄黄或黄腻，脉细数或滑数。治以清泄肺胃，生津止渴。方用白虎汤合玉女煎加减（生石膏、知母、熟地、麦冬、太子参、甘草、粳米、牛膝）。方中石膏辛、甘、大寒，入肺、胃气分，清热除烦，生津止渴；知母苦、寒，清热养阴，滋阴降火；炙甘草、粳米，有健脾益胃、防止寒凉伤中作用；熟地滋补肾水；麦冬生津止渴，清热养阴；牛膝补益肝肾，引热下行。诸药共奏滋肾阴、清肺胃热之功。

2.浊毒中阻证

患者口燥咽干，烦渴引饮，皮肤干燥，精神萎靡，嗜睡，胸闷，纳呆，恶心呕吐，口有秽臭，时有少腹疼痛如绞，大便秘结，舌红苔黄燥，脉沉细而数。治以清热化痰，健脾利湿。方用黄连温胆汤（黄连、半夏、陈皮、竹茹、枳实、茯苓、玄参、花粉、生地黄、山药、葛根、黄芪）。方中以黄连、半夏清热化痰，降逆和胃；竹茹止呕除烦；枳实、陈皮理气化痰，使气顺痰消；茯苓健脾利湿，使湿去痰不生；加玄参、生地黄、花粉、葛根以养阴生津止渴；黄芪、山药助茯苓以益气健脾化痰。下腹痛泻泄者加砂仁；伴头晕、心悸者加麦冬、五味子、天麻；伴发热、咳嗽、胸闷喘憋者加知母、瓜蒌、杏仁、生石膏；腹满便秘者，用增液承气汤合清胃汤加减，以清热导滞。

3.浊毒闭窍证

若患者口干微渴，心烦不寐，烦躁不安，或嗜睡，甚则昏迷不醒，呼吸深快，食欲不振，口臭呕吐，小便短赤，舌黯红而绛，苔黄腻而燥，脉细数。治以芳香开窍，清营解毒。方用安宫牛黄丸合紫雪丹加减（牛黄、郁金、黄芩、黄连、甘草等）。

中医对糖尿病酮症酸中毒的研究仍以中医病机、中西医结合辨病辨证、中药（方剂）疗效等方面为主要方向，认为糖尿病酮症酸中毒归属为中医学的"口臭""恶心""呕吐""哕"等范畴，在病因病机方面，认为燥火亢盛是在糖尿病气阴两虚基础上，"三多"症状及消瘦症状加重，病位在中、上二焦，当失治或误治时引起上焦津枯，中焦燥火炼液成痰，秽浊燔烁，肠燥腑实，升降失司，浊气上逆，病情由肺传胃所至。也有人认为糖尿病的病机主要是阴津亏损，燥热内盛，病理性质为正虚邪实，或虚实夹杂，阴虚为病之本，燥热为标，阴虚生热，燥热伤津，二者往往互为因果，久之阴损及阳，可见气阴两伤或阴阳俱虚。糖尿病气虚、阴虚、阳虚等病理变化，导致了瘀血、痰湿、浊毒等病理产物的形成，而这些病理产物又是糖尿病发展的动因。若糖尿病患者饮食不节、情志失调、劳欲过度、感受时邪疫毒或遇创伤、分娩，或治疗不当等，病情发展，可导致糖尿病酮症酸中毒的发生，此时患者阴虚燥热至极，煎熬脏腑，火因水竭而益烈，水因火烈而益干，脏腑功能严重失调，水谷精微代谢紊乱愈甚，痞浊毒邪肆虐，故毒蕴血分是本病的主要病理环节。还有人认为消渴病人因脾失健运，精气不升，生化无源，其人虽多饮多食，但脾虚不能为胃行其津液，血中之精不能输布，积蓄过多则为邪毒。日久毒入络脉，邪伤阳气，渐至阴虚燥热，气阴两虚，气滞血淤，脾肾阳虚，痰浊中阻等。近年来，由于中医对酮症酸中毒有了新的认识，打破了以西医为主的治疗方法，目前中西医结合治疗酮症酸中毒收到了良好的效果。在西医基础治疗的基础上，中国中医研究院广安门医院根据病情发展的5个不同发展阶段，将酮症酸中毒分为燥火亢盛、浊毒中阻、浊毒闭窍、虚风内动和阴脱阳亡5个证型，分别施以清泄肺胃，生津止渴；清热导滞，芳香化浊；芳香开窍，清营解毒；滋阴清热，柔肝熄风；益气养阴，回阳救脱等，收到良好的治疗效果。中药降糖降酮作用起效较慢，但作用持久，能从整体上调节人体各组织器官的生理机能，降低胰岛素拮抗激素，改善机体对胰岛素的敏感性和反应性，使胰岛素能正常发挥其生物效应，抑制酮体的生成，促使酮体的排泄，清除氧自由基，改善内环境，与西药合用可起到协同增效作用，且能降低复发率，对长远治疗十分有利。山东乔氏以黄连温胆汤配合西药治疗糖尿病酮症酸中毒收到良好效果。周氏以康威降糖胶囊治疗糖尿病酮症酸中毒30例，治愈率达86%。刘氏将糖尿病酮症酸中毒分为阴虚阳浮和燥热炽盛、内陷心包两型配合西医常规治疗，结果提示辨证论治中药治疗能较快地降低血糖及显著减少胰岛素用量，在消除酮症、控制高血糖和防止低血糖方面取得了显著的疗效，无一例死亡。也有人以五味消毒饮加减配合西医常规治疗糖尿病酮症酸中毒，有效率达95%。

（四）中医适宜技术

1.养胰降糖方贴敷

选用膈腧、胰腧、肝腧、肾腧、脾腧。处方：黄芪、丹参、黄连、熟地黄、五味子、玄参、知母、山茱萸、苍术、肉桂，共为细末，水调后贴敷穴位，1次30分钟，1日1次。

2.耳穴贴压（耳穴埋豆）

选用内分泌腧、肝腧、肾腧、三焦腧、膀胱腧、神门腧等耳穴。

3.中药外敷联合物理治疗

可选用养阴益气、活血化浊中药研末穴位贴敷，配合特定电磁波、低（中）频脉冲治疗等。

4.其他疗法

可根据病情需要和临床症状，运用点穴按摩、穴位注射、特定电磁波、低（中）频脉冲治疗等。

5.中药热奄包外敷

药物：吴茱萸50 g、厚朴50 g、莱菔子50 g、法半夏30 g，外敷中上腹部以温中补虚、行气燥湿、消食宽中。

参考文献

［1］中华医学会糖尿病学分会.中国高血糖危象诊断与治疗指南［J］.中华糖尿病杂志，2013，5（8）：449-461.

［2］中华医学会内分泌学分会.中国糖尿病血酮监测专家共识［J］.中华内分泌代谢杂志，2014，30（3）：177-183.

［3］Peters A L，Buschur E O，Buse J B，et al. Euglycemic diabetic ketoacidosis：a potential complication of treatment with sodium-glucose cotransporter 2 inhibition［J］.Diabetes Care，2015，38（9）：1687-1693.

［4］Joint British Diabetes Societies in Patient Care Group. The management of diabetic ketoacidosis in adults［EB/OL］.［2017-06-12］.http：// www. diabetologists-abcd. or g.uk/JBDS/JBDS. htm.

［5］南征，高彦彬，钱秋海.糖尿病中西医综合治疗［M］.北京：人民卫生出版社，2002.

第二节　高血糖高渗状态

一、概念

高血糖高渗状态（HHS）是糖尿病急性代谢紊乱的另一临床类型。以严重高血糖、高血浆渗透压、脱水为特点，无明显酮症酸中毒，患者常有不同程度的意识障碍或昏迷。好发于50~70岁的人群，男女发病率无明显差异。临床特点为无明显酮症和酸中毒，血糖显著升高，严重脱水甚至休克，血浆渗透压升高，以及进行性意识障碍[1]。

二、发病机制

HHS是体内胰岛素相对缺乏使血糖升高，并进一步引起脱水，最终本病因胰岛素的缺乏促进肝糖原输出，损伤了骨骼肌对葡萄糖的利用，高血糖的渗透性利尿作用导致血容量不足[2]，如液体补充不及时，患者病情加重。另外，HHS的发生和发展受到一些情况影响：①在感染、外伤、脑血管意外等诱发因素的作用下，胰岛素分泌进一步减少，对抗胰岛素的激素水平明显升高；②HHS大多发生于老年患者，口渴中枢不敏感，加上主动饮水的欲望降低与肾功能不全，失水相当严重，而钠的丢失少于失水，导致血钠明显升高；③脱水和低血钾可以导致皮质醇、儿茶酚胺和胰高血糖素分泌增加，进一步抑制胰岛素分泌，继而造成高血糖的继续加重，形成恶性循环，最终发生HHS。

三、临床表现

（一）分类

1.轻度缺水

除有口渴外，多无其他症状。缺水量为体重的2%~4%。

2.中度缺水

极度口渴，伴乏力、尿少、尿相对密度高。唇干舌燥、皮肤弹性差、眼窝凹陷，常有烦躁。缺水量为体重的4%～6%。

3.重度缺水

除上述症状外，出现躁狂、幻觉、谵妄甚至昏迷等脑功能障碍的症状。缺水量为体重的6%以上。

（二）对机体的影响

1.口渴

因失水多于失钠，细胞外液渗透压增高，刺激口渴中枢（渴感障碍者除外），促使患者找水喝。

2.尿量减少而相对密度增高

除尿崩症患者外，细胞外液渗透压增高刺激下丘脑渗透压感受器而使ADH释放增多，从而使肾重吸收水增多，尿量减少而相对密度增高。

3.细胞外液渗透压增高

细胞处液渗重压增高可使渗透压相对较低的细胞内液中的水向细胞外转移。

4.尿钠含量变化

早期或轻症患者，由于血容量减少不明显，醛固酮分泌不增多，故尿中仍有钠排出，其浓度还可因水重吸收增多而增高；在晚期和重症病例，可因血容量减少、醛固酮分泌增多而致尿钠含量减少。

5.中枢神经系统功能障碍

细胞外液渗透压增高使脑细胞脱水时可引起一系列中枢神经系统功能障碍的症状，包括嗜睡、肌肉抽搐、昏迷，甚至导致死亡。脑体积因脱水而显著缩小时，颅骨与脑皮质之间的血管张力增大，因而可导致静脉破裂而出现局部脑内出血和蛛网膜下出血。

6.脱水

脱水严重的病例，尤其是小儿，由于从皮肤蒸发的水分减少，散热受到影响，因而可以发生脱水热。

四、实验室检查

（一）血常规

由于血液浓缩，血红蛋白增高，白细胞计数＞$10×10^9$/L。

（二）尿常规

尿糖呈强阳性，患者可因脱水及肾功能损伤而导致尿糖不太高，但尿糖呈阴性者少见。尿酮体多阴性或弱阳性。

（三）血糖

血糖常为 33.3～66.6 mmol/L（600～1200 mg/dl），有高达 138.8 mmol/L（2500 mg/dl）或更高者。血酮体多正常。另外，因血糖每升高 5.6 mmol/L，血钠下降 1.6 mmol/L 左右，HHS 时存在严重高血糖可因造成血钠假性降低。

（四）血尿素氮（BUN）和肌酐（Cr）

常显著升高，反映严重脱水和肾功能不全。BUN 可达 21～36 mmol/L（60～100 mg/dl），Cr 可达 124～663 μmol/L（1.4～7.5 mg/dl），BUN/Cr 比值可达 30∶1（正常人为 10∶1～20∶1）。有效治疗后下降。

（五）血浆渗透压

多显著升高，多超过 350 mOsm/L，有效渗透压超过 320 mOsm/L。血浆渗透压可以直接测定，也可以根据血糖及电解质水平计算，参考值为 280～300 mOsm/L；若 BUN 不计算在内，则为有效渗透压，因为 BUN 可以自由进入细胞膜。

（六）电解质

血 Na^+ 升高，常＞145 mmol/L，亦可以正常或降低。血 K^+ 正常或降低，有时也会升高。Cl^- 多与 Na^+ 一致。钾、钠、氯水平取决于丢失量、在细胞内外的分布情况及患者的血液浓缩程度。不管血浆水平如何，总体上来说钾、钠、氯都是丢失的，有估计分别丢失为 5～10 mmol/kg、5～10 mmol/kg 和 5～7 mmol/kg。此外，还有钙、镁和磷的丢失。

（七）酸碱平衡

约有半数患者有轻、中度代谢性酸中毒，pH多高于7.3，HCO_3^-常高于15 mmol/L。

五、鉴别诊断

（一）糖尿病酮症酸中毒

血酮、尿酮升高明显，可有酸中毒表现，血钠、血浆渗透压一般不高。

（二）糖尿病患者的低血糖昏迷

有服磺脲类药或注射胰岛素史，起病急，变化快，测定血糖易于鉴别。

（三）急性脑血管病昏迷

可有头颅CT或其他影像学阳性所见，血糖、血钠及血渗透压改变不明显。

（四）开颅术后意识障碍加重

常认为系术后颅内高压所致，以致做出加强脱水的错误决定，其结果是病情更加恶化而死亡，尤须注意。

（五）其他

败血症、消化道感染及中枢神经系统感染等。

六、西医治疗

HHS基本病理生理改变是高血糖、高渗透压引起的脱水、电解质丢失和血容量不足，以致患者休克和肾、脑组织脱水与功能损害，而危及生命。因此，治疗原则是立即补液、使用胰岛素、纠正电解质紊乱和防止并发症发生，与治疗DKA基本相同。

（一）补液

补液可以按患者体重的10%～15%计算；亦可以根据渗透压计算失水量。补液量可以略高于估计失液量（因治疗过程中还有大量液体从肾、呼吸道、皮肤丢失）。初2 h内可补液1000～2000 mL，头4 h内输入总液量的1/3，头12 h内补入总液量1/2加尿量，其余量在24 h内补足。经过4～6 h后仍无尿或少尿者，给予呋塞米；如若发现肾功能损害，则输液量要调整。静脉补液同时建议同时口服补液。

关于补液的种类和浓度，目前主张开始用等渗盐水（308 mmol/L），因大量输入等渗液不会引起溶血，有利于恢复血容量、纠正休克、改善肾血流量、恢复肾脏调节功能。休克者应给予新鲜血浆或全血。如无休克或休克已经纠正，在输入生理盐水1000～2000 mL以后，血浆渗透压仍＞350 mOsm/L，血钠＞155 mmol/L时，可以考虑适量低渗液如0.45%（154 mmol/L）盐水或2.5%（139 mmol/L）葡萄糖注射液。当血浆渗透压降至330 mOsm/L时再改等渗液。在治疗过程中当血糖下降至16.7 mmol/L（300 mg/dL）时，应用5%（278 mmol/L）葡萄糖注射液或5%（586 mmol/L）葡萄糖氯化钠，并酌情加入胰岛素，防止血糖和血浆渗透压过快下降。应注意：5%葡萄糖注射液渗透压为278 mOsm/L，虽然为等渗液，但血糖浓度为正常血糖的50倍，5%的葡萄糖氯化钠注射液渗透压为586 mOsm/L，在治疗早期均不宜使用，以免加重高血糖、高血钠和高渗状态。

停止补液的条件是：

①血糖＜13.9 mmol/L（250 mg/dL）；

②尿量＞50 mL/h；

③血浆渗透压降至正常或基本正常；

④患者能饮食。

（二）使用胰岛素

使用胰岛素的原则与治疗DKA大致相同，即在输液开始就给予小剂量的胰岛素静脉滴注。HHS一般胰岛素比DKA敏感，在治疗中对胰岛素需求相对较少。经输液和胰岛素治疗血糖降至≤16.7 mmol/L时，将液体改为5%葡萄糖注射液，同时按2～4 g糖：1单位胰岛素的比例加入胰岛素，如若此时血钠仍低于正常，则应用5%葡萄糖氯化钠注射液。在补充胰岛素时，应注意高血糖是维持患者血容量的重要因素，如血糖降低过快而补液量又不足，将导致血容量和血压进一步下降，反而促使病情恶化。因此，血糖下降应控制每小时2.75～3.9 mmol/L（50～70 mg/dL）速度，尿糖保持在"+～++"为宜。

（三）纠正电解质失调

估计一般重症病例可失钠500 mmol、钾300～1000 mmol、氯350 mmol、钙和磷各50～100 mmol、镁25～50 mmol，失水5～6 L，故补液中要注意补充此损失量，当开始补生理盐水后钠、氯较容易补足。

纠正低血钾：在治疗前，细胞中钾大量转移到细胞外液，加上失水、血浆浓缩、肾功能减退等因素，血钾不降低反而增高，因此治疗前的血钾不能反映真实的血钾水平和体内缺钾程度。治疗后因胰岛素钾转入到细胞内，大量补液血液浓缩改善，加上葡萄糖对肾脏的渗透效应导致钾和钠的进一步丢失，治疗后 4 h 左右血钾开始下降，有时迅速达到严重程度。因此，不论患者开始时血钾是否升高，见有尿时（＞30 mL/h）开始补钾。如治疗前血钾正常，在尿量达到 40 mL/h时，可以再输液和应用胰岛素的同时即开始补钾，若尿量＜30 mL/h，宜暂缓补钾，待尿量增加后即开始补钾。血钾＜3 mmol/L 时，每小时补钾 26～39 mmol（氯化钾 2～3 g）；血钾为 3～4 mmol/L 时，每小时补钾 20～26 mmol（氯化钾1.5～2.0 g）；血钾为 3～4 mmol 时缓慢静滴，每小时补钾 6.5～13 mmol（氯化钾 0.5～1.0 g）；血钾＞5 mmol /L 时应暂缓补钾。有条件时应心电监护，结合尿量和血钾水平，调整补钾量和速度。神志清楚患者可以同时口服补钾。由于钾随糖、镁、磷等进入细胞较慢，补钾需要持续 5～7 天方能纠正钾代谢。经充分补钾 2～3 天后低钾难以纠正，或镁＜0.72 mmol/L（1.8 mg/dL）时，应考虑补镁。用 10%～25% 硫酸镁 1～2 g 肌肉注射，或加入液体中静滴或门冬氨酸钾镁 20～60 mL 加入液体中滴注。

（四）防止并发症

特别是预防各种感染，感染是患者晚期死亡的主要原因之一，必须一开始就使用大剂量有效抗生素治疗。其他并发症是心衰、休克、肾功能不全等。

七、中医诊治

（一）病因病机

1.禀赋不足

早在春秋战国时代，人们即已认识到先天禀赋不足是引起消渴病的重要内在因素。《灵枢·五变》说："五脏皆柔弱者，善病消瘅"，其中尤以阴虚体质最易罹患。

2.饮食失节

长期过食肥甘、醇酒厚味、辛辣香燥，损伤脾胃，致脾、胃运化失职，积热内蕴，化燥伤津，消谷耗液，发为消渴。《素问·奇病论》说："此肥美之所发也，此人必数食甘美而多肥也，肥者令人内热，甘者令人中满，故其气上溢，转为消渴。"

3.情志失调

长期过度的精神刺激，如郁怒伤肝，肝气郁结，或劳心竭虑，营谋强思等，以致郁久化火，火热内燔，消灼肺胃阴津而发为消渴。正如《临证指南医案·三消》说："心境愁郁，内火自燃，乃消症大病。"

4.劳欲过度

房室不节，劳欲过度，肾精亏损，虚火内生，则火因水竭益烈，水因火烈而益干，终致肾虚肺燥胃热俱现，发为消渴。如《外台秘要·消渴·消中》说："房劳过度，致令肾气虚耗，下焦生热，热则肾燥，肾燥则渴。"

消渴病的病机主要在于阴津亏损，燥热偏盛，而以阴虚为本，燥热为标，两者互为因果，阴愈虚则燥热愈盛，燥热愈盛则阴愈虚。消渴病变的脏腑主要在肺、胃、肾，尤以肾为关键。三脏之中，虽可有所偏重，但往往又互相影响。

肺主气，为水之上源，敷布津液。肺受燥热所伤，则津液不能敷布而直趋下行，随小便排出体外，故小便频数量多；肺不布津则口渴多饮。正如《医学纲目·消瘅门》说："盖肺藏气，肺无病则气能管摄津液之精微，而津液之精微者濡养筋骨血脉，余者为溲。肺病则津液无气管摄，而精微者亦随溲下。"胃为水谷之海，主腐熟水谷，脾为后天之本，主运化，为胃行其津液。脾、胃受燥热所伤，胃火炽盛，脾阴不足，则口渴多饮，多食善饥；脾气虚不能转输水谷精微，则水谷精微下流注入小便，故小便味甘；水谷精微不能濡养肌肉，故形体日渐消瘦。肾为先天之本，主藏精而寓元阴元阳。肾阴亏虚则虚火内生，上燔心、肺则烦渴多饮，中灼脾、胃则胃热消谷，肾失濡养，开阖固摄失权，则水谷精微直趋下泄，随小便而排出体外，故尿多味甜。消渴病虽有在肺、胃、肾的不同，但常常互相影响，如肺燥津伤，津液失于敷布，则脾、胃不得濡养，肾精不得滋助；脾、胃燥热偏盛，上可灼伤肺津，下可耗伤肾阴；肾阴不足则阴虚火旺，亦可上灼肺、胃，终至肺燥胃热肾虚，故"三多"之证常可相互并见。

（二）辨证施治

本病的基本病机是阴虚为本，燥热为标，故清热润燥、养阴生津为本病的治疗大法。《医学心悟·三消》说："治上消者，宜润其肺，兼清其胃""治中消者，宜清其胃，兼滋其肾""治下消者，宜滋其肾，兼补其肺"，可谓深得治疗消渴之要旨。

1.肺热津伤

（1）症状

烦渴多饮，口干舌燥，尿频量多，舌边尖红，苔薄黄，脉洪数。

（2）治法

清热润肺，生津止渴。

（3）方药

消渴方：天花粉10 g、黄连15 g、生地黄15 g、藕汁10 g、葛根10 g、麦冬15 g。

方中重用天花粉以生津清热，佐黄连清热降火，生地黄、藕汁等养阴增液，尚可酌加葛根、麦冬以加强生津止渴的作用。若烦渴不止，小便频数，而脉数乏力者，为肺热津亏，气阴两伤，可选用玉泉丸或二冬汤。玉泉丸中，以人参、黄芪、茯苓益气，天花粉、葛根、麦冬、乌梅、甘草等清热生津止渴。二冬汤中，重用人参益气生津，天冬、麦冬、天花粉、黄芩、知母清热生津止渴。二方同中有异。

2.胃热炽盛

（1）症状

多食易饥，口渴，尿多，形体消瘦，大便干燥，苔黄，脉滑实有力。

（2）治法

清胃泻火，养阴增液。

（3）方药

玉女煎：生石膏20 g、知母10 g、生地黄20 g、麦冬15 g、川牛膝10 g、黄连10 g、栀子8 g。

方中以生石膏、知母清肺、胃之热，生地黄、麦冬滋肺、胃之阴，川牛膝活血化瘀，引热下行。可加黄连、栀子清热泻火。大便秘结不行，可用增液承气汤润燥通腑，"增水行舟"，待大便通后，再转上方治疗。本证亦可选用白虎加人参汤。方中以生石膏、知母清肺胃、除烦热，人参益气扶正，甘草、粳米益胃护津，共奏益气养胃、清热生津之效。

3.肾阴亏虚

（1）症状

尿频量多，混浊如脂膏，或尿甜，腰膝酸软，乏力，头晕耳鸣，口干唇燥，皮肤干燥、瘙痒，舌红苔，脉细数。

（2）治法

滋阴补肾，润燥止渴。

（3）方药

六味地黄丸：熟地黄15g、山萸肉10g、山药10g、茯苓10g、泽泻10g、丹皮15g。

方中以熟地黄滋肾填精为主药；山萸肉固肾益精，山药滋补脾阴、固摄精微，该二药在治疗时用量可稍大；茯苓健脾渗湿，泽泻、丹皮清泄肝肾火热。共奏滋阴补肾、补而不腻之效。

（三）中医适宜技术

1.中药穴位贴敷

穴位贴敷疗法是将中药制成软膏或药饼贴于相应穴位上，通过穴位对药物的吸收经过经络进而产生治疗的作用。选择皮肤、角质层比较薄的地方，及对全身调节脏腑气血阴阳作用较强的穴位，促其药性从毛孔而入腠理，通经贯络，直达病所。常用的穴位有肺腧、胰腧、脾腧、心腧、肾腧、足三里、三阴交。

2.针灸治疗

针灸治疗消渴病最早见于《史记·扁鹊仓公列传》："灸其足少阴脉口……又灸其少阴脉……"这是最早以灸法治疗消渴病的病案记录。晋代皇甫谧的《针灸甲乙经》、唐代孙思邈的《备急千金要方》均有丰富的针灸治疗消渴病的记录。

针灸有很好的双向调节空腹血糖及餐后血糖的作用。针灸可调节胰岛细胞的结构和功能，同时又能刺激胰岛素分泌。常用的穴位有肺腧、胰腧、脾腧、心腧、肾腧、足三里、三阴交、太溪、太冲、关元、气海等，临床需辨证选穴。

3.耳穴压豆

从经络学上讲，耳是人体脏腑器官的一个全息图。《灵枢·邪气脏腑病形》云："十二经脉，三百六十五络，其血气皆上于面而走空窍……其别气走于耳而为听。"人体脏腑通过十二经络均直接或间接与耳联系。耳穴贴压法通过对耳穴的刺激，达到平衡阴阳、调理脏腑、疏通经络之目的。从西医学观点来看，耳郭有丰富的神经分布，尤其迷走神经单独分布于耳郭专门支配内脏活动，这为耳穴刺激调节内脏功能提供了客观的理论依据。临床常用穴位有大肠腧、直肠腧、交感腧、皮质下腧、内分泌腧、肺腧、脾腧、肾腧、胃腧等。

（四）中医沿革

中医学对于HHS尚无系统全面的认识，大多散见于一些典籍中。中医学对HHS病名的认识属中医"消渴"范畴；消渴之名，首见于《素问·奇病论》，根据病机及症状的不同，《黄帝内经》还有消瘅、膈消、肺消、消中等名称的记载。《黄帝内经》认为五脏虚弱、过食肥甘、情志失调是引起消渴的原因，而内热是其主要病机。《金匮要略》立专篇讨论，并最早提出治疗方药。《诸病源候论·消渴候》论述其并发症说："其病变多发痈疽。"《外台秘要·消渴·消中》引《古今录验》说："渴而饮水多，小便数……甜者，皆是消渴病也。"又说："每发即小便至甜""焦枯消瘦"，对消渴的临床特点作了明确的论述。刘河间对其并发症作了进一步论述。《宣明论方·消渴总论》说：消渴一证"可变为雀目或内障"。《儒门事亲·三消论》说："夫消渴者，多变聋盲、疮癣、痤疬之类""或蒸热虚汗，肺痿劳嗽"。《证治准绳·消瘅》在前人论述的基础上，对三消的临床分类作了规范，"渴而多饮为上消（《经》谓膈消）；消谷善饥为中消（《经》谓消中）；渴而便数有膏为下消（《经》谓肾消）"。明清及其之后，对消渴的治疗原则及方药，有了更为广泛、深入的研究。张晓云等[3]认为HHS此病应重点辨虚实，主要辨证分为毒热内蕴证、热扰心神证、气随精脱证与阳脱证，分别选方如清瘟败毒饮、安宫牛黄丸、生脉散和参附汤加减治疗。刘丽等[4]认为豁痰通腑、开窍醒神、凉营增液的思想应贯穿糖尿病高渗性昏迷治疗整个过程。王建梅等[5]运用玉液汤治疗高血糖高渗状态合并糖尿病酮症酸中毒气阴两虚证。黄娟[6]认为HHS常存在阴虚液竭，真阴欲脱，因此在西医基础上大剂量注射生脉注射液益气养阴。

参考文献

[1] 王吉耀.内科学 [M].北京：人民卫生出版社，2005：1057.

[2] 廖二元.内分泌代谢病学 [M].北京：人民卫生出版社，2002：1338.

[3] 张晓云，袁维真.中西医临床危重病学 [M].北京：中国医药科技出版社，2012：226-227.

[4] 刘丽，杨树先.中西医结合治疗糖尿病高渗性昏迷16例 [J].中国社区医师：医学专业，2011，13（36）：167-168.

[5] 王建梅，王邦才.中西医结合治疗高血糖高渗状态合并糖尿病酮症酸中毒1例 [J].浙江中医杂志，2016，51（5）：383-383.

[6] 黄娟.中西医结合救治糖尿病高血糖高渗综合征1例 [J].中国中西医结合肾病杂志，2016，17（7）：631-632.

第五章 糖尿病慢性并发症

第一节 糖尿病周围神经病变

一、概　念

糖尿病周围神经病变（diabetic peripheral neuropathy，DPN）是糖尿病最常见的慢性并发病之一，是指周围神经功能障碍，包含脊神经病变、颅神经病变及植物神经病变，其中以糖尿病远端对称性多发性神经病变（DSPN）最具代表性。DPN病情多变，发病范围广，发病率高，对患者生存质量和寿命构成严重威胁，造成巨大经济和社会负担。

二、发病机制

DPN发病机制十分复杂，非单一因素所致。高血压、吸烟、肥胖以及高血糖等均为其发病的危险因素，在目前已知的诸多因素中，高血糖是基础因素。目前认为DPN是多种因素及途径共同作用的结果。

（一）代谢紊乱——多元醇通路的亢进

在正常状态下，体内葡萄糖大部分的代谢依靠氧化和糖酵解途径，在较高血糖的情况下，葡萄糖的多元醇通路代谢可被激活，这一途径的异常亢进使得周围神经病变的发生[1]。

（二）微血管病变

很多学者认为，微血管病变导致的神经细胞及组织的缺血、缺氧是DPN重要发生机制之一。糖尿病早期患者，神经纤维束膜中的毛细血管已经存在部分损伤。在糖尿病周围神经病患者中，可以观察到透明变性、毛细血管内皮增生，毛细血管的病变使得神经组织缺血、缺氧，损伤神经组织及细胞的功能，糖尿病周围神经病在此基础上随之发生[2]。

（三）糖基化血红蛋白的产生

糖尿病患者体内的高血糖状态，使得葡萄糖与蛋白质分子发生聚合，生成糖基化终末产物（AGEs）[3]。AGEs对神经细胞的毒性作用表现为以下几点：糖尿病神经病变发生可能由于AGEs和羟甲赖氨酸、高迁移率族蛋白B1表达上调，导致神经元和施旺细胞的蛋白激酶C活性增强，周围神经细胞和组织发生炎性损害。高血糖内环境可明显增加神经髓鞘蛋白和微管蛋白的糖基化，导致髓鞘的完整性及微管系统的结构和功能变化遭到破坏[4]。在糖尿病患者的组织细胞中，AGEs及AGEs受体表达量明显增加，而由AGEs介导的一系列生化反应会直接影响到神经细胞及组织的血液供应，同时，降低对神经细胞组织的营养供应。

（四）氧化应激损伤

作为可能的糖尿病发病机制，氧化应激造成的组织损伤也越来越受到关注。长期高血糖状态下的产物糖胺可发生自身氧化并产生大量自由基，过量的自由基堆积，导致机体抗氧化能力被削弱，使神经细胞代谢异常，甚至死亡[5]。另有研究表明，抗氧化剂治疗能够有效减轻糖尿病周围神经病变的相关症状。

（五）神经营养缺乏

神经生长因子和神经营养因子-3也被广泛认为在神经退行性病变中起着重要作用。神经营养因子-3调节着感觉神经元基因的表达，神经营养因子-3的生成减少及受体表达减少都可能导致糖尿病周围神经病变的发生[6]。另外，研究表明，通过增加神经生长因子的生成量，可以不同程度地减轻神经病变的症状。

（六）免疫损伤

糖尿病患者发生的周围神经病变还可能与与患者自身免疫因素有关。遗传背景的不同，部分糖尿病周围神经病变的患者发生自身免疫功能紊乱的可能性会更大。在部分糖尿病患者血清里，一些抗神经抗原的抗体可被检测到，例如单唾液酸神经节苷脂抗体、β-微球蛋白抗体、抗微球相关蛋白抗体等，可以选择性地损害神经细胞及组织[7]。

（七）补体异常激活

经过一段时间的血糖较高以及胰岛素信号的遗失，免疫球蛋白等及补体C3在神经系统中积累，它们在神经组织和细胞的积累在一定程度上可激活体液和神经组织中补体的级联反应，所以导致糖尿病周围神经病变的发病机制中，神经系统中补体的异常激活也是不可或缺的一部分[8]。

（八）相关神经肽及受体等缺乏

糖尿病患者高糖内环境下神经生长因子的合成不足，可能会致使神经肽的转录水平降低，从而损伤神经系统。研究表明，糖尿病鼠的海马神经元存在多种蛋白的表达异常，APP17肽可明显改善这种退行性[9]。

长期高血糖及其引起的一系列代谢紊乱是DPN发生的最重要因素，与其发生有关的机制还有基因学说以及免疫学说、蛋白合成学说及轴突转运学说等。高血糖引起的氧化应激处于核心地位，代谢异常和微循环障碍以及神经营养因子缺乏是重要因素，其他因素参与其中，众多因素间相互作用，共同影响，促进DPN的发生和发展。

三、临床表现

（一）临床症状

临床主要表现为麻木、疼痛、感觉异常等症状。有感觉神经和运动神经障碍的临床表现，通常为对称性，下肢较上肢严重。早期先出现感觉神经障碍的临床表现，首先出现肢端感觉异常，麻木、针刺、灼热、蚁走感、发凉或如踏棉垫感，有时伴有痛觉过敏。随后有肢痛，呈隐痛、刺痛或烧灼样痛，夜间及寒冷季节加重。晚期则出现运动神经障碍的临床表现：肌张力减弱，肌力减弱以至肌萎缩、瘫痪。肌萎缩多见于手、足小肌肉和大腿肌。无临床症状者，结合体征、实验室检查进行评价。

（二）体征

腱反射减弱或消失，尤以跟腱反射为著。振动感减弱或消失，触觉、温度觉、针刺痛觉、压力觉有不同程度减退。患者可有足部或手部小肌肉的无力和萎缩，但通常出现较晚。

四、实验室检查

（一）10 g 尼龙丝法检查

10 g 尼龙丝法检查是较为简便的感觉神经检测方法，该方法需要具备一根特制的尼龙丝（其弯曲45°能够产生10 g的压力）。检查开始前，通常在患者手掌或前臂试用该尼龙丝2～3次，让患者感受10 g尼龙丝产生压力的正常感觉。测试时应对双侧足部进行检查；每个检查点施压时间约为2～3 s，时间不宜过长；检查部位应避开胼胝、水疱和溃疡面等；建议检测点为第1、3、5趾腹，第1、3、5跖骨头处，足心，足掌外侧，足跟及足背第1、2跖骨间，共10个点，患者有2个或2个以上感觉异常点则视为异常。

（二）振动觉检查

该检查是对深部组织感觉的半定量检查。在进行前，首先将振动的音叉柄置于患者乳突处让其感受音叉的振动，然后分别置于双足的骨性凸起部位进行比较检查（第1跖趾关节内侧，内外踝）。

（三）痛觉、温觉检查

1.痛觉检查

充分暴露检查部位，在其两侧对称部位用大头针力量均匀地轻刺患者皮肤，并请患者回答"痛"还是不痛，如痛觉有障碍再上、下对比，查出痛觉障碍的范围。

2.温觉检查

分别用凉水（5～10 ℃）试管和热水（40～45 ℃）试管，轮流接触患者皮肤，观察其能否辨别冷热。如不能辨别即为温觉障碍。正常人能辨别出相差10 ℃的温度。DPN患者出现温觉障碍。

（四）神经传导速度（NCV）检查

神经传导速度（NCV）检查用于各种原因所致周围神经损害与单纯侵犯脊髓前角细胞疾病相鉴别。主要适应于周围神经损伤、周围神经炎以及肌肉疾病等。

（五）踝肱指数（ABI）检查

ABI [12] 反映的是肢体的血运状况，正常值为 0.9～1.3，0.71～0.89 为轻度缺血，0.5～0.7 为中度缺血，<0.5 为重度缺血，重度缺血的患者容易发生下肢（趾）坏疽。如果踝动脉收缩压过高，如高于 200 mmHg（1 mmHg＝0.133 kPa）或 ABI>1.3，则应高度怀疑患者有下肢动脉钙化，部分 ABI 正常患者，可能存在假阴性，可采用平板运动试验或趾臂指数（TBI）测定来纠正。

五、鉴别诊断

主要与其他病因引起的神经病变，如颈腰椎病变（神经根压迫、椎管狭窄、颈腰椎退行性变）、脑梗死、格林-巴利综合征；严重动静脉血管性病变（静脉栓塞、淋巴管炎）等；药物尤其是化疗药物引起的神经毒性作用以及肾功能不全引起的代谢毒物对神经的损伤等相鉴别。

（一）颈腰椎病变引起的神经病变

颈腰椎病变引起的神经病变往往是单一的，常因神经根压迫引起，而糖尿病引起的周围神经病变是远端对称性多发性，行 CT、磁共振检查可发现有神经根的压迫或者椎管狭窄或是关节有退行性改变。

（二）格林-巴利综合征

格林-巴利综合征是常见的脊神经和周围神经的脱髓鞘疾病，又称急性特发性多神经炎或对称性多神经根炎。多数患者发病前有巨细胞病毒、EB 病毒或支原体等感染，临床上表现为进行性上升性对称性麻痹、四肢软瘫，以及不同程度的感觉障碍。脑脊液检查：蛋白升高，细胞数不高或轻度升高呈"蛋白-细胞分离"；或血白细胞计数可增高。心电图常见窦性心动过速、T 波改变、QRS 波电压增高。

（三）动静脉血管性病变

动静脉血管性病变也可引起神经病变，但其一般有血管病变的临床表现，如静脉曲张，局部的肿胀、疼痛等，血管彩超可明确鉴别。

（四）药物引起的神经病变

患者有口服对神经损害的某些药物（如：环己巴比妥、巴比妥、磺胺类、苯妥英钠、呋喃妥因、长春碱类、重金属类、扎西他宾、地达诺新等）的病史。

六、西医治疗

（一）对因治疗

1.血糖控制

积极严格地控制高血糖并保持血糖稳定是预防和治疗DPN的最重要措施。

2.神经修复

DPN的神经损伤通常伴有节段性脱髓鞘和轴突变性。主要通过增强神经细胞内核酸、蛋白质以及磷脂的合成，刺激轴突再生，促进神经修复。常用药是甲钴胺、生长因子等。

3.抗氧化应激

氧化应激是机体在高糖、缺血、缺氧等损伤因素的作用下，体内产生的高活性分子（如活性氧）过多或清除减少导致的组织损伤。通过抑制脂质过氧化，增加神经营养血管的血流量，增加神经Na^+-ATP酶活性，保护血管内皮功能。常用药有硫辛酸等。

4.改善微循环

周围神经血流减少是导致DPN发生的一个重要因素。通过扩张血管、改善血液高凝状态和微循环，提高神经细胞的血氧供应，可有效改善DPN的临床症状。常用药有前列腺素E1、胰激肽原酶、钙拮抗剂和活血化瘀类中药等。

5.改善代谢紊乱

通过抑制醛糖还原酶、糖基化产物、蛋白激酶C、氨基己糖通路、血管紧张素转化酶而发挥作用。常用药是醛糖还原酶抑制剂：依帕司他等。

6.其他

如营养神经，常用神经营养因子、肌醇、神经节苷酯和亚麻酸等。

（二）对症治疗

治疗痛性糖尿病神经病变的药物有：抗惊厥药（普瑞巴林、加巴喷丁、丙戊酸钠和卡马西平）、抗忧郁药物（度洛西汀、阿米替林、丙米嗪和西肽普兰等）、阿片类药物（曲马多和羟考酮）和辣椒素等。

七、中医诊治

（一）病因病机

DNP是西医病名，中医无本病专用病名。但中医对其认识历史悠久，对其临床症状早有论述，金代《兰宝秘藏》记载消渴病人有时"上下齿皆麻，舌根强硬，肿痛，四肢痿软，前阴如冰"。元代《丹溪心法》载"消渴肾虚受之，腿膝枯细，骨节烦疼。"现代大多数医家认为本病属于"消渴继发痹症、痿症"。

1.病因

本病主要由于素体阴虚，复因病久失治、饮食不节、情志失调、劳欲过度等因素所致。

（1）病久失治

《王旭高医案》云："消渴日久，但见手足麻木。"消渴病久失治，阴液亏虚，虚火上炎，津液重伤，燥热甚则阴愈虚，阴愈虚则燥热愈甚，阴耗气伤，肌肤经络失养。或病程日久，阴损及阳，阳气虚弱，寒从内生，血凝不畅，或虚热消蒸津液，血行淤滞，瘀血阻络，虚实错杂，这是糖尿病周围神经病变发生的主要因素[10]。

（2）饮食不节

长期过食肥甘，醇酒厚味，致脾胃运化失司，积热内蕴，化燥耗津。《备急千金要方·消渴》篇指出："饮啖无度，咀嚼鲊酱，不择酸咸，积年长夜，酣兴不懈，遂使三焦猛热，五脏干燥，木石犹且干枯，在人何能不渴？"《丹溪心法·消渴》篇云："酒面无节，酷嗜炙……于是炎火上薰，腑脏生热，燥热炽盛，津液干焦，渴饮水浆而不能自禁。"饮食不节，损伤脾胃，生化乏源，肌肤经络失养，故见肢体麻木不仁。

（3）情志失调

郁怒不畅，肝失条达，气失疏泄，肝气郁结，久则化火，消烁肺胃阴津。《儒门事亲·河间三消论》曰："耗乱精神，过违其度……之所成也。"《临证指南医案·三消》云："心境愁郁，内火自燃，乃消症大病。"故五志过极，气机郁结，血行淤滞，瘀血阻络，不通则痛，故见肢体疼痛不适。

（4）劳欲过度

素体阴虚，复因房室不节，劳欲过度，损耗阴精，阴虚火旺，上蒸肺胃，《备急千金要方·消渴》篇云："凡人生放恣者众，盛壮之时，不自慎惜，快情纵欲，极意房中，稍至年长，肾气虚竭……此皆由房室不节之所致也。"《外台秘要·消渴·消中》篇云："房室过度，致今肾气虚耗故也，下焦生热，热则肾燥，肾燥则渴"，说明房室过度，耗伤肾精，肾燥精虚，久则阴阳俱虚，是糖尿病周围神经病变发生的根本因素。

2.病机特点

糖尿病周围神经病变多因久病失治，情志失调，饮食不节，劳欲过度，导致气阴损伤，经脉失其濡润，不荣则痛，或阴虚内热，耗津灼液，血行淤滞，不通亦痛，其病机主要为阴虚血瘀，病理可概括为虚和瘀，虚为气阴亏虚，瘀为瘀血阻络，因虚致瘀，虚瘀错杂，以虚为本，以瘀为标，贯穿于糖尿病周围神经病变始终，病位涉及络脉、脾、肾、肝、心、肺等。

（1）病久瘀血阻络

《临证指南医案》云："初病在经，久病入络，以经主气，络主血""病久、痛久则入血络"。消渴日久，失治误治，久病入络，以致气血运行失调。气为血帅，气虚或气滞，不能推动血液的正常运行；或病损及阳，以致阴阳两虚，寒邪内生，经脉踡缩拘急，血液凝滞不畅，或虚热内盛，耗津灼液，血行淤滞，均可形成瘀血。《血证论·发渴篇》云："瘀血发渴者，以津液之生，其根出于肾水……有瘀血，则气为血阻，不得上升，水津因不能随气上布，是以发渴"，可以认为，阴虚燥热是瘀血形成的主要因素。由于气虚则行血无力，阴虚则血行淤滞，寒凝则血流不畅，痰瘀阻络，虚实错杂，故瘀血阻络贯穿糖尿病周围神经病变整个病程。

（2）不荣则痛

饮食不节，嗜食厚味，损伤脾胃，气血津液生化之源不足，气阴亏虚，无以养五脏，筋脉肌肤失养，不荣则痛，出现肢体麻木，故《素问·举痛论篇》云："脉泣则血虚，血虚则痛。"

（3）不通则痛

《素问·举痛论篇》云："经络流行不止，环周不休，寒气入经而稽迟，泣而不行，客于脉外则血少，客于脉中则气不通，故卒然而痛。"感受寒邪，或阴虚内热，耗津灼液，血行瘀滞，或情志不调，气机郁结，气滞血瘀，阻滞经络，以致寒、瘀、痰阻滞经络，不通则痛，故《证治要诀》云："痛则不通，通则不痛。"

（4）阴虚为本，燥热为标

阴虚与燥热两者往往互为因果，燥热甚则阴愈虚，阴愈虚则燥热愈甚。病变的脏腑着重于肺、胃、肾，而以肾为关键。三者之中，虽各有偏重，但往往又相互影响。肺主治节，为水之上源，如肺燥阴虚，津液失于滋布，则胃失濡润，肾失滋源；胃热偏盛，则可灼伤肺津，耗损肾阴；而肾阴不足，阴虚火旺，亦可上炎肺、胃，终至肺燥、胃热、肾虚，三者常可同时存在。故《临证指南医案·三消》中指出："三消一证，虽有上、中、下之分，其实不越阴亏阳亢，津涸热淫而已。"

（5）气阴两虚，久则阴阳俱虚

糖尿病周围神经病变迁延日久，阴损及阳，可见气阴两伤或阴阳俱虚，肾为先天之本，主藏精而寓元阴元阳，肾阴亏虚则虚火内生，上燔心肺，中灼脾胃，则胃热消谷，下则肾开阖失司，水谷精微直趋下泄，甚则表现肾阳失微之候。亦有初起即兼有气虚或阳虚者，多与患者素体阳虚气弱有关，临床上虽属少见，但亦不应忽略。

（二）辨证施治

本病治疗应注重辨证，首先应辨虚实主次：本病属本虚标实之证，本虚以气虚、阴虚为主，渐至阴阳两虚，标实则责之瘀血、痰浊等，总以脉络不通为主。治疗当辨证施治。同时，瘀血既是病理产物，又是致病因素，遣方用药前提下，酌情选加化瘀通络之品，取其以通为补、以通为助之义。

1.气虚血瘀证

（1）症状
肢体无力麻木如有蚁行，肢末时痛，多呈刺痛，下肢为主，入夜痛甚，神疲倦怠，气短懒言，动则汗出，腹泻或便秘，舌质淡暗，或有瘀点，苔薄白，脉细涩。

（2）治法
补气活血，化瘀通痹。

（3）方药
补阳还五汤或黄芪桂枝五物汤加减：生黄芪15g、当归尾10g、赤芍10g、川芎 10 g、地龙 10 g、桃仁 10 g、红花 10 g、枳壳 10 g、川牛膝 15 g等。随症加减：病变以上肢为主加桑枝 10 g、防风 10 g、羌活 10 g；以下肢为主加川牛膝 15 g、木瓜 15 g、威灵仙 30 g等。中成药可选用参芪抑糖通络丸 9 g 3次/日或黄芪注射液、红花注射液静滴。

2.阴虚血瘀证

（1）症状

肢体麻木，腿足挛急，酸胀疼痛，或肢体灼热疼痛，夜间为甚，五心烦热，失眠多梦，皮肤干燥，口干咽燥，腰膝酸软，头晕耳鸣，便秘，舌质嫩红或暗红，苔花剥少津，脉细数或细涩。

（2）治法

滋阴活血，柔筋缓急。

（3）方药

芍药甘草汤或桃红四物汤加减：生白芍 15 g、炙甘草 10 g、生地黄 10 g、当归 10 g、川芎 10 g、川木瓜 15 g、怀牛膝 15 g、炒枳壳 10 g等。随症加减：腿足挛急，时发抽搐，加全蝎 3 g、蜈蚣 2条；五心烦热加地骨皮 20 g、胡黄连 10 g、知母 10 g；大便秘结加玄参 15 g、麦冬 15 g、生地黄 10 g；口苦咽干、目眩加柴胡 15 g、黄芩 10 g等。中成药可选用玉兰降糖胶囊 0.9 g 3次/日或者生脉注射液、天麻素注射液静滴。

3.痰瘀阻络证

（1）症状

肢体麻木刺痛，常有定处，或肌肤紫暗、肿胀，肢体困倦，头重如裹，昏蒙不清，体多肥胖，口黏乏味，胸闷纳呆，腹胀不适，大便黏滞，舌质紫暗，舌体胖大有齿痕，苔白厚腻，脉沉滑或沉涩。

（2）治法

化痰活血，宣痹通络。

（3）方药

指迷茯苓丸合活络效灵丹加减：茯苓 15 g、姜半夏 10 g、枳壳 10 g、生薏仁 30 g、当归 10 g、丹参 10 g、制乳香 10 g、制没药 10 g、苍术 15 g、川芎 10 g、陈皮 10 g、生甘草 6 g等。中成药可选用红花注射液、丹参注射液、丹红注射液等静滴。

4.肝肾亏虚证

（1）症状

肢体关节屈伸不利，痿软无力，甚者肌肉萎缩，腰膝酸软，骨松齿摇，头晕耳鸣，舌质淡，少苔或无苔，脉沉细无力。

（2）治法

滋补肝肾，益精填髓。

（3）方药

六味地黄丸加减或虎潜丸加减：龟板10ｇ、黄柏15ｇ、知母10ｇ、熟地黄15ｇ、山萸肉10ｇ、白芍10ｇ、锁阳10ｇ、牛膝15ｇ、当归10ｇ、炒枳壳10ｇ等。随症加减：肾精不足，腰膝酸软明显加牛骨髓15ｇ、龟甲10ｇ、菟丝子20ｇ；阴虚明显，五心烦热，加白芍15ｇ、女贞子15ｇ、银柴胡10ｇ等。

5.寒凝血瘀证

（1）症状

肢体麻木，肢末冷痛，得温痛减，遇寒痛增，下肢为著，入夜更甚，神疲懒言，腰膝乏力，畏寒怕冷，舌质暗淡或有瘀点，苔白滑，脉沉紧。

（2）治法

温经散寒，通络止痛。

（3）方药

当归四逆汤加减或阳和汤加减。当归10ｇ、赤芍10ｇ、桂枝6ｇ、细辛3ｇ、通草6ｇ、干姜10ｇ、制乳香10ｇ、制没药10ｇ、制川乌（先煎）6ｇ、甘草10ｇ等。随症加减：以下肢，尤以足疼痛为甚者，可酌加制川乌（1.5～6ｇ）、续断10ｇ、牛膝15ｇ、狗脊20ｇ、木瓜15ｇ；内有久寒，见水饮呕逆者，加吴茱萸10ｇ、生姜6ｇ、半夏10ｇ等。

6.湿热阻络证

（1）症状

肢体灼热疼痛，或重着乏力，麻木，脘腹痞满，口腻不渴，心烦口苦，面色晦垢，大便黏滞，小便黄赤，舌红苔黄腻，脉滑数。

（2）治法

清热利湿，活血通络。

（3）方药

四妙散加减或当归拈痛汤加减。随症加减：以肢体灼热为甚者，可酌加黄连10 g、黄芩10 g、苦参10 g、桃仁10 g；肢体重着者，加薏苡仁30 g、萆薢10 g、泽泻15 g等。

（三）中医适宜技术

1.针灸

（1）气虚血瘀证

取穴：内关、气海、合谷、血海、足三里、三阴交、胰腧、肺腧等。

（2）阴虚血瘀证

取穴：肝腧、肾腧、足三里、三阴交、太溪、曲池、合谷。

（3）寒凝血瘀证

取穴外关、曲池、肾穴、命门、腰阳关、环跳、阳陵泉、绝骨、照海、足临泣。

（4）痰瘀阻络证

取穴：合谷、曲池、脾腧、足三里、三焦腧、三阴交、丰隆、解溪、太冲。

（5）肝肾亏虚证

取穴肝腧、脾腧、肾腧、足三里、三阴交、承山、扶兔。

（6）湿热阻络证

取穴：大椎、阴陵泉、曲池、内庭、合谷、三阴交、太溪、养老。

2.穴位注射

（1）黄芪注射液

用于气虚血瘀证、痰瘀阻络证。

（2）丹红注射液

用于气虚血瘀证、痰瘀阻络证，注射于双侧足三里。

3.中药足浴

主要用于气虚血瘀证、阴虚血瘀证、肝肾亏虚证、痰瘀阻络证。

4.熏洗（蒸）法

（1）适应证

适用于各种证型，对寒凝血瘀证尤为适宜。

（2）熏洗药方

外洗方加减：透骨草30 g、桂枝15 g、川椒15 g、艾叶20 g、木瓜20 g、苏木10 g、红花15 g、赤芍15 g、白芷15 g、川芎15 g、川乌10 g、草乌10 g、生麻黄10 g、白芥子10 g等。

5.耳针

取穴：肝腧、脾腧、肾腧、臀腧、坐骨神经腧、膝腧、神门腧、交感腧。每次选2～3穴。

6.物理疗法

特定电磁波谱治疗仪、中频脉冲、可见光、红外线等，各证型均可选用。

7.穴位贴敷

痰瘀阻络证以消癥方为主，主要为活血通络；以阳虚兼有瘀血为主，敷以温经散寒方。

8.推拿疗法

（1）适应证

适用于各种证型。

（2）用法

①上肢麻痛

拿肩井肌、揉捏臂臑、手三里、合谷部肌筋，点肩髃、曲池等穴。

②下肢麻痛

拿阴廉、承山、昆仑肌筋，揉捏伏兔、承扶点腰阳关、环跳、足三里、委中、承山、解溪、三阴交、涌泉等穴。

参考文献

[1] 吕翠岩.糖痹康干预糖尿病周围神经病变临床及作用机制研究 [D].北京：北京中医药大学，2014.

[2] 李竞，毛拓华.糖尿病微血管病变 [J].微循环学杂志，2013，23（2）：1-4.

[3] 吴道爱，徐浣白，汪运生.糖尿病亚临床周围神经病变与病程、糖基化血红蛋白的关系 [J].蚌埠医学院学报，2010，35（8）：782-783.

[4] 刘欣，康德萱.糖尿病神经病变发生机制研究的若干进展 [J].国际神经病学神经外科学杂志，2001，28（3）：201-204.

[5] 刘杰，孙冰，班博，等.糖尿病周围神经病变氧化应激等相关机制探讨 [J].北京医学，2015，51（1）：16-19.

[6] 杨光燃，袁申元，薛全福.神经生长因子与糖尿病神经病变的研究进展 [J].中国煤炭工业医学杂志，2001，4（3）：3256-3259.

[7] 赵珩，余江毅.糖尿病周围神经病变发病机制研究进展 [J].药学与临床研究，2013，21（3）：264-267.

[8] 杨薇，钟倩娴，邝凤婵，等.糖尿病肾病患者补体C5a与单核细胞趋化蛋白-1、血清晚期糖基化终末产物的相关性 [J].广东医学，2017，38（14）：2192-2195.

[9] 孟姮.APP17肽对糖尿病脑病的改善作用及与胰岛素信号通路的相关性研究 [D].吉林：吉林大学，2013.

[10] 李豫湘.2型糖尿病患者踝肱指数与微血管并发症的相关性分析 [J].实用中西医结合临床，2018，18（11）：74-75.

第二节 糖尿病自主神经病变

糖尿病自主神经病变（DAN）是一组由自主神经功能或结构受损引起的症候群，是糖尿病常见并发症，常起病隐袭，病情逐渐进展，部分患者可作为糖尿病的首发症状出现。

糖尿病自主神经病变可累及全身各系统，使患者病死率增加。糖尿病自主神经病变的发病机制仍未明确，目前有多种学说，最常用的是缺血、缺氧和代谢障碍。

糖尿病可伴有神经内膜微血管病变，而副交感神经节前纤维易受缺氧损害，这可能是糖尿病副交感神经易受损的原因之一。

近年来认为由于多元醇途径的活跃，肌醇合成减少，导致自主神经损伤。

其他学说还有遗传因素以及自身免疫损伤等。

糖尿病自主神经病变临床症状多样，损害部位不同，临床表现也不尽相同，见表5-1。

表5-1　糖尿病自主神经病变

分类	表现	检查
心血管自主神经病变	直立性低血压、晕厥、冠状动脉舒张功能异常、无痛性心肌梗死、心搏骤停或猝死	心率变异性、24 h动态血压等
消化系统自主神经病变	吞咽困难、呃逆、上腹饱胀、便秘、腹泻	胃电图、胃排空的闪烁图扫描(测定固体和液体食物排空的时间)等
泌尿生殖系统自主神经病变	膀胱功能障碍；表现为排尿障碍、失禁、尿潴留、尿路感染；性功能障碍	性激素水平、超声检查
其他自主神经病变	出汗或者不出汗、导致手足干燥或开裂、对低血糖感知减退或无反应	其他

消渴病肠病 （糖尿病肠病）

一、概　念

糖尿病肠病是糖尿病诸多常见慢性并发症之一，占糖尿病并发神经病变的10%～20%。本病的特点为：顽固性、无痛性腹泻，水样稀便，或腹泻、便秘交替出现，严重者出现大便失禁，早期临床症状多不明显，直至严重的消化道症状显露才引起重视。糖尿病肠病多见于胰岛素依赖型、糖尿病病程较长、血糖不稳定的糖尿病患者。

二、发病机制

本病具体发病机制尚未阐明，可能与自主神经病变、胃肠激素分泌异常、微循环障碍、平滑肌变性、高血糖等因素有关，多因素共同参与，相互作用，最终影响胃肠动力和内、外分泌功能，造成胃肠功能失调[1]。

（一）糖尿病自主神经功能障碍

糖尿病自主神经功能障碍引起内脏神经功能异常，如内脏神经节（包括迷走神经节和交感神经节）退行性病变，影响了胃肠蠕动和分泌功能，从而产生腹泻或便秘表现。

（二）内分泌功能失调

糖尿病时胃肠道神经内分泌系统的结构、功能发生了明显变化。胃肠道分泌激素失调，导致胃泌素、胰高糖素以及肠泌素等分泌增加，抑制肠管水分的吸收运转，使肠管内水分不能吸收，刺激肠管蠕动加速，形成腹泻。有时由于这些肠管激素分泌减少，使肠管蠕动减慢产生便秘。其对胃肠道的血液供应、免疫功能以及食欲等亦有影响。

（三）微循环障碍

糖尿病肠病微循环障碍主要表现在肠道的微血管[2]、微血流和微血管通透性的异常，出现渗出性病变，使胃肠道的供血、供氧减少。胃肠细胞的能量供应和代谢产物的排出障碍，影响细胞的正常代谢功能并使胃肠道分泌功能下降。微循环障碍包括内分泌和外分泌两种分泌功能的异常。

（四）平滑肌病变

糖尿病时胃肠道平滑肌细胞的排列紊乱，肌细胞胞质大量溶解，线粒体肿胀，空泡样变，甚至溶解，这些必然导致胃肠道松弛性增加，易扩张、无力、传递延迟，而引起管壁增厚，管腔增大，肠功能紊乱。

（五）高血糖

长期持续性高血糖是糖尿病的基本特征，空腹与进食后血糖水平增高均可抑制胃肠运动[3]。研究表明，糖尿病患者尤其是血糖控制不良者其胃肠症状的发生率明显高于对照组人群，但与糖尿病病程和治疗药物种类无关。

三、临床表现

（一）糖尿病症状

多数糖尿病病人具有多饮、多食、多尿、消瘦等糖尿病症状，但是这些症状常因人而异，各有程度不同的差异，个别患者可能症状轻微不被察觉，值得注意。

（二）消化道症状

特征性表现为肠道功能障碍，顽固性、无痛性腹泻或腹泻、便秘交替出现。

大多数糖尿病肠病患者还伴有肠外内脏自主神经功能紊乱，可出现神经源性膀胱、阳痿、逆行射精、瞳孔调节功能不良、直立性低血压、泌汗障碍、胃轻瘫等。

四、实验室检查

无针对性检查，以排除其他病因所致腹泻及便秘为主。

（一）大便常规化验及致病菌培养阴性

可除外由肠道细菌或寄生虫感染所致感染性腹泻，还可通过钡餐消化道造影等检查。

（二）放射性核素排空检查

观察药剂在消化道中的运动情况，通过时间可加快或延长（一般以药剂排空一半的时间即半排时间作为判定排空快慢的指标），可除外肠道器质性疾病所致腹泻及梗阻。

（三）纤维肠镜检查

肠黏膜正常或水肿，无器质性改变。

（四）胃肠生物电检测

提示胃肠蠕动波型缓慢，为糖尿病波形。

此外，某些消化道内分泌肿瘤（如胰高血糖素瘤、生长抑素瘤和血管活性肠肽瘤等）都可以高血糖和腹泻作为主要临床症状，应注意与糖尿病腹泻鉴别。

五、西医治疗

糖尿病肠病的治疗和处理很复杂，由于此病是潜移默化地发展，常不被医者和患者注意，致使糖尿病肠病发展到严重障碍时方被认识，逆转难度较大。因此，对糖尿病肠病的治疗宜早期标本兼顾，既要对糖尿病进行整体治疗，又要对糖尿病肠病进行尽早处理。

（一）饮食及运动治疗

糖尿病病人饮食调配是治疗中的关键，总的原则是低热量高纤维素饮食。其热量应根据患者体重和劳动强度而定，但要注意患者的年龄和病情，病情偏重者其热量应随时调整。腹泻患者适当减少高纤维素饮食，注意营养均衡。

（二）药物治疗

1.控制血糖

平稳、有效、持久地控制血糖是治疗糖尿病肠病的基础和前提，应根据胰岛功能的受损情况和病情的轻重而决定降糖药物及胰岛素的应用，在口服降糖药物效果不佳时，应及时改用胰岛素治疗。

2.改善自主神经功能

应用B族维生素或肌醇片等。目前认为维生 B_1、B_{12} 等的缺乏，可能是神经病变的原因之一，因此对糖尿病肠病患者可常规应用上述药物。

3.使用影响胃肠功能药物

可服用止泻宁、洛呱丁胺治疗腹泻，还可补充胰酶片、多酶片以促进营养物质的代谢吸收，应用益生素制剂如乳酶生、整肠生等平衡肠道菌群。治疗便秘可选用促胃动力药，如多潘立酮、西沙必利等。严重者用开塞露或灌肠治疗。除此之外，尚有研究显示如可乐定、生长抑素、红霉素等"老药"可应用到治疗糖尿病肠病之中。

六、中医诊治

（一）辨证论治

1.泄泻期

（1）肝脾不和证

①症状

素有胸胁胀闷，嗳气食少，每因抑郁恼怒，或情绪紧张之时，发生腹痛泄泻，腹中雷鸣，攻窜作痛，矢气频繁。舌淡红，苔薄白，脉弦。

②治法

抑肝扶脾，健脾止泻。

③方药

痛泻要方加减：白术15 g、芍药10 g、陈皮10 g、防风10 g、党参10 g、山药10 g等。

（2）脾胃虚弱证

①症状

脘腹痞闷，时缓时急，喜温喜按，纳呆食少，腹满肠鸣，身倦乏力，四肢不温，少气懒言，大便溏薄。舌质淡，苔薄白，脉濡缓。

②治法

健脾益气，升清降浊。

③方药

参苓白术散加减：莲子肉10 g、薏苡仁30 g、砂仁6 g、桔梗15 g、白扁豆10 g、白茯苓15 g、人参10 g、甘草6 g、白术10 g、山药10 g等。

（3）脾肾阳虚证

①症状

腹泻肠鸣或五更泄，泻后痛减，形寒肢冷，乏力倦怠，面色㿠白，舌淡胖苔白，脉沉细或沉弱。

②治法

温肾健脾，固肠止泻。

③方药

四神丸、附子理中丸加减：补骨脂15 g、吴茱萸10 g、肉豆蔻10 g、五味子

10 g、熟附子 10 g、人参 10 g、白术 10 g、干姜 6 g、炙甘草 6 g 等。

2.便秘期

（1）气虚便秘证

①症状

大便并不干硬，虽有便意，但排便困难，用力努挣则汗出短气，便后乏力，面白神疲，肢倦懒言，舌淡苔白，脉弱。

②治法

益气润肠通便。

③方药

黄芪汤加减：黄芪 15 g、陈皮 10 g、火麻仁 15 g 等。

（2）阳虚便秘证

①症状

大便干结，小便清长，面色㿠白，四肢不温，腹中冷痛，得热则减，腰膝冷痛，舌淡苔白、脉沉迟。

②治法

温阳通便。

③方药

济川煎：当归 10 g、牛膝 15 g、肉苁蓉 10 g、泽泻 15 g、升麻 6 g、枳壳 10 g 等。

（3）阴虚便秘证

①症状

大便干结，形体消瘦，头晕耳鸣，盗汗、颧红，失眠多梦，舌红少苔，脉细数。

②治法

滋阴润燥，润肠通便。

③方药

增液承气汤加减：大黄 6 g、芒硝 10 g、玄参 10 g、麦冬 10 g、生地 10 g 等。

（4）胃肠积热证

①症状

大便干结，腹胀腹痛，面红身热，口干口臭，心烦不安，小便短赤，舌红苔黄、脉滑数。

②治法

泻热导滞，润肠通便。

③方药

麻子仁丸加减：火麻仁15g、芍药10g、枳实10g、大黄6g、厚朴10g、杏仁10g等。

（二）中医适宜技术

1.中药穴位贴敷

中药外敷神阙穴：五味子50g，或五倍子50g，研粉，醋调，贴神阙穴，7天为一疗程。脾胃虚弱者，可用党参、茯苓、白术、吴茱萸，适量贴神阙穴；脾肾阳虚者，也可用丁香、肉桂末，适量贴神阙穴，可以温中散寒。

2.中药熏蒸

可采用健脾中药汤剂直接或用仪器熏蒸足部。

3.红外线

配合穴位贴敷，选关元、气海、下脘等穴，再配合便秘方，主要针对阴虚便秘、气虚便秘。

参考文献

［1］王晓青，杨建华，段宇珠，等.糖尿病性胃肠功能紊乱的影响因素［J］.世界华人消化杂志，2016，24（20）：3209-3214.

［2］姚东英，刘菲.糖尿病胃轻瘫发病机制的研究进展［J］.国际消化病杂志，2011，31：16-17.

［3］邹卓成.电针治疗糖尿病胃轻瘫的疗效及胃动力作用研究［D］.广州：广州中医药大学，2011.

神经源性膀胱

一、概　念

神经源性膀胱指控制排尿功能的中枢神经系统或周围神经受到损害而引起的膀胱尿道功能障碍。最常见的症状表现为尿不畅或尿潴留。

二、发病机制

糖尿病引起的膀胱病变，其机制无法完全确定，可能之发病机制包括糖尿病周围神经病变和逼尿肌自身肌源性功能异常，它们是糖尿病膀胱尿道功能障碍的致病原因[1]。

高血糖可能造成山梨醇代谢失衡，导致大量山梨醇于神经细胞内堆积，同时细胞内果糖形成过多，引起神经细胞内渗透压增高，导致神经细胞变性坏死。糖尿病高凝状态引起血液流变性改变，血液携氧能力下降。这些异常循环对糖尿病神经并发症之形成有极为重要的作用；有学者提出糖尿病患者早期可见膀胱质量增加，逼尿肌细胞代偿性肥大，胶原和间质成分增多，糖尿病患者晚期逼尿肌细胞萎缩，被大量的弹性纤维及胶原成分所取代，最终导致逼尿肌的失代偿、收缩力下降。糖尿病膀胱逼尿肌的超微结构研究发现线粒体形态出现被破坏之现象，引起逼尿肌代谢障碍和导致逼尿肌收缩力下降[2]。

三、临床表现

糖尿病膀胱功能障碍与糖尿病引起之神经损害有密切关系，其发病较缓慢，因此它的症状是逐步由轻而重。当患者出现明显之下尿路症状时，大多数患者已进入中、晚期。

（一）尿频、尿急

糖尿病的初期，可能表现为排尿次数增多，单次的尿量增加。糖尿病膀胱功能障碍的大部分患者表现是以逼尿肌收缩力低下为主。但亦有文献报告指出，10%的糖尿病膀胱功能障碍患者是以逼尿肌活性过强表现，也就是膀胱充盈期时会产生不随意性逼尿肌收缩活动，这种收缩活动不能为有意识之抑制所消除。患者临床表现尿频、尿急，甚至急迫性尿失禁之症状。

（二）膀胱感觉功能受损

糖尿病膀胱神经损害首先出现的是膀胱容量感觉神经传入障碍，因此尿意感受迟钝。患者每天排尿次数渐渐减少，排尿间隔时间渐渐延长，单次尿量增加。排尿困难、尿淋漓、尿闭。

糖尿病膀胱病变进到中、晚期病程后，随着逼尿肌收缩力受损，出现了排尿困难、残尿增加，糖尿病病人有时排尿开始不久突然尿流停顿，时而继续排尿，称为尿淋漓。甚至有尿闭、急性尿滞留。有时排尿不尽，形成残余尿现象，进而可能出现上尿路损伤如肾水肿、尿路感染等现象。

四、实验室检查

糖尿病可以通过对血糖检测、葡萄糖耐受量试验等做出明确诊断，但糖尿病尿道膀胱功能障碍不易早期发现。如果糖尿病患者病程大于10年，血糖控制不良，或者已经出现其他糖尿病神经病变，应尽早进行检查，尤其是尿路动力学检查以早期诊断。糖尿病膀胱病变的诊断应该建立在神经学症状病史、神经学检查和膀胱功能之评估。

（一）尿液常规检查及腹部平片摄影

初步检验应包含以上检查以排除急性尿路感染、尿路结石或其他泌尿系统疾病。

（二）下尿路动力学检查

应包含尿流率和残余尿测定，膀胱压力容积测定，括约肌肌电图检查以及压力–尿流速图检查等。

五、西医治疗

目前尚无可靠、有效的治疗糖尿病神经源性膀胱之药物，对于糖尿病膀胱功能障碍的治疗，主要是靠保守治疗，避免或减少残余尿量，防止上泌尿道损伤。增强逼尿肌收缩力的乌拉胆碱，能增加逼尿肌的收缩力，促进膀胱排空，有利于减少残余尿。其结构与乙酰胆碱类似但不易被胆碱酯酶破坏，且作用时间较长。

（一）降低尿道阻力

甲型受体阻滞剂可以选择性作用于膀胱颈、后尿道、前列腺部的交感神经受体，解除膀胱颈的张力，降低后尿道阻力，增进膀胱排空。

（二）维生素 B_{12}

活性维生素 B_{12} 在甲基转移过程中起到辅酶的作用，参与卵磷脂和乙酰胆碱的合成。卵磷脂是髓鞘的组成成分之一，乙酰胆碱则是重要之神经传导物，因此本药有助于糖尿病神经病变损伤的神经修复。

（三）膀胱训练

对于严重的患者可能需要间歇性导尿。糖尿病膀胱病变患者膀胱感觉减退及容量增加，故应训练并指导患者定时排尿，以避免过度胀尿，避免逼尿肌进一步受到损害，可以教育患者定时自主排尿，排尿时可使用Crede法压迫耻骨上区域，或用腹压帮助将尿液排尽。

（四）其他治疗

保守治疗无效时，可以实施经尿道内视镜膀胱颈切开，以降低尿道阻力，解决逼尿肌收缩低下、不能有效打开膀胱颈的问题。

六、中医诊治

（一）病因病机

中医典籍中没有"神经源性膀胱"这一名称，根据其症状可归进中医"癃闭""淋证"等范畴。"癃闭"之名，首见于《黄帝内经》，书中称为"癃闭"或"闭癃"，对其病因、病机、病位都作了较为详细之论述。《素问·五常政大论》曰："其病癃闭，邪伤肾也。"《灵枢·五味》曰"酸走筋，多食之，令人癃。"精确指出癃闭的病因在外邪伤肾和饮食不节。《素问·宣明五气》曰："膀胱不利为癃，不约为遗溺。"《灵枢·本输》称"三焦……实则闭癃，虚则遗溺"。近代有医家提出瘀血、肾虚、脾虚等病机学说，都从不同角度、不同层面提示糖尿病癃闭病机之本质，有一定的临床意义。体内水液之分布与排泄，主要靠肾的气化作用，肾之气化正常，则开阖有度。若肾的气化功能失常则开阖不利，水湿潴留，产生癃闭，与临床糖尿病神经源性膀胱充盈性尿失禁之临床表现非常接近。糖尿病神经源性膀胱多见于糖尿病的中、晚期，消渴日久，肾元亏虚，肾阳亏损，或阴损及阳，致膀胱气化无权，而溺不得出。

（二）辨证施治

1.中医辨证论治

（1）中气不足证

①症状

小腹坠胀，时欲小便而不得出，神疲气短，纳食减少，食欲不振，语声低细，苔薄白、舌质淡，脉沉弱。

②治则

化气行水，补中益气。

③方药

补中益气汤合春泽汤加减：黄芪15 g、人参10 g、陈皮10 g、当归10 g、升麻6 g、白术10 g、柴胡10 g、茯苓10 g、桂枝6 g、甘草6 g、泽泻15 g、猪苓10 g。

（2）肾气不足证

①症状

少腹胀满，小便排出无力或尿失禁，或淋漓不畅，腰膝酸疼，四末不温，苔薄白、舌质淡，脉沉细而尺弱。

②治则

补肾化气利尿。

③方药

济生肾气丸加减：熟地黄15 g、官桂10 g、山药15 g、川牛膝15 g、丹皮15 g、泽泻15 g、附子10 g、车前子10 g、山萸肉10 g、茯苓10 g。

（3）下焦湿热证

①症状

小便点滴困难，量少短赤灼热，伴随尿痛、尿急、尿频，小腹胀急，口苦口黏，口渴不欲饮，大便不畅，舌质红、苔根黄腻，脉沉数或濡数。

②治则

清利湿热。

③方药

通利小便方药八正散加减：黄柏10 g、车前子15 g、石苇10 g、瞿麦10 g、甘草6 g、滑石10 g、栀子10 g、大黄6 g、通草6 g。

（4）肝郁气滞证

①症状

小便不通或通而不爽，多烦易怒，情志抑郁，夜寐不安，口苦吞酸，胁腹胀满，舌红苔薄黄，脉弦。

②治则

疏利气机、通利小便。

③方药

沉香散加减：滑石 10 g、石苇 10 g、白芍 15 g、当归 10 g、甘草 6 g、王不留行 15 g。

（三）中医适宜技术

1.针灸治疗

（1）膀胱湿热型

选三阴交、阴陵泉、膀胱腧、中极。

（2）肾虚型

选阴谷、肾腧、三焦腧、委阳、关元、气海等。

（3）肝郁气滞

取发蠡沟、太冲、中极。

（4）命门火衰

取太溪、气海、委阳。

2.穴位贴敷配合红外线治疗

选用尿淋方，贴敷于关元、气海穴，并配合红外线治疗。

参考文献

［1］徐元芳，肖艳.中西医治疗糖尿病神经源性膀胱的研究进展［J］.新疆中医药，2016，34（04）：141-143.

［2］郭选贤，张华锴，吴毓敏.中西医结合治疗糖尿病神经源性膀胱临床研究近况［J］.中国实验方剂学杂志，2011，17（13）：273-276.

第三节 糖尿病周围血管病变

一、概　念

目前我国《2型糖尿病防治指南》中并无明确此分类，其大略为糖尿病外周血管病变。糖尿病的血管病变是常见的糖尿病并发症之一，这也是导致糖尿病病人死亡的主要原因之一，最常见的血管病变有心血管病变，脑血管病变，肾脏、视网膜及皮肤的微血管病变等。

二、发病机制

（一）高胰岛素血症和胰岛素抵抗

高胰岛素血症常伴有高血压、高甘油三酯、高密度脂蛋白降低、低密度脂蛋白增加[1]。高胰岛素血症也可伴其他代谢紊乱，如尿酸增高、肥胖等，因此又称多代谢综合征（X综合征），这些代谢紊乱可在糖尿病发生前出现。

高胰岛素血症促进动脉壁脂质的合成与摄取，阻止胆固醇的清除以及促进动脉壁平滑肌细胞的增殖，诱发和加剧动脉粥样硬化。

胰岛素抵抗常是2型糖尿病的诱因。

（二）脂质代谢紊乱

糖尿病病人发生冠心病的概率是正常人群的3倍，其中伴有脂代谢紊乱者的发病率更高，但这些糖尿病病人的血清低密度脂蛋白（LDL）-胆固醇并不一定升高。糖尿病病人高甘油三酯血症与冠心病的危险性增高是正相关和独立相关。伴有高甘油三酯（＞123 mg/dL）和高胆固醇（220 mg/dL）血症的男性冠心病死亡率较无高脂血症者高3倍多。低密度脂蛋白（LDL）或LDL-B型与冠心病死亡率增加明显相关。低密度脂蛋白糖基化（Gly-LDL）和氧化型低密度脂蛋白（OX-LDL）与糖尿病血管并发症的关系密切，其可能机制是：①OX-LDL能被巨噬细胞识别并吞噬，使细胞内胆固醇酯聚集，形成泡沫细胞，促进早期动脉粥样硬化的形成。Gly-LDL可直接与血管基质蛋白结合，使基底膜增厚，血管壁弹性降低，二者均能直接损伤血管内皮细胞，增加凝血酶原的活性，刺激血小板的聚集。②DX-LDL能引发免疫反应，使吞噬细胞释放 IL-1β、TNFα 等，导致血管病变的发生。③2 型糖尿病病人体内自动氧化糖基化过程增强，自由基产生增多；同时，2 型糖尿病病人体内抗氧化防御系统如抗坏血酸、维生素 E 等活性及作用降低。

糖尿病及动脉硬化中脂肪及脂蛋白代谢异常已知多年，并认为是发生动脉粥样硬化的重要因素或危险因子。在粥样硬化斑块中脂肪沉积以胆固醇及胆固醇酯为主，故在无糖尿病的动脉硬化病人中常强调高胆固醇血症、高低密度脂蛋白（LDL）血症与高 β-脂蛋白血症为高脂血症的主要致病因素。

（三）胆固醇及低密度脂蛋白升高

在糖尿病未妥善控制者往往以甘油三酯升高为主，血浆胆固醇仅轻度升高或正常。胆固醇大于 6.47 mmol/L（25 mg/dL）者较低于 4.99 mmol/L（193 mg/dL）者心肌梗死的患病率高 4 倍（特别有糖尿病者），也有认为糖尿病中由于 LDL 转化增速有利于动脉壁斑块沉积。

（四）高密度脂蛋白（HDL）及其亚型 HDL2

2 型糖尿病未妥善控制血糖时，HDL 及 HDL2 往往减低，不论男女性均低于正常，尤其女性者降低更明显，经控制高血糖后 HDL 上升，提示在 2 型糖尿病中 HDL 及 HDL2 可能与病情控制有关[2]。由于新生态的 HDL 主要由肝脏产生，入血循环后其主要功能为清除胆固醇，HDL 与胆固醇结合后转运入肝脏而代谢，部分经胆汁排出，故可使血总胆固醇下降。HDL 为动脉粥样硬化与冠心病的保护因子。HDL（尤其是 HDL2）下降与动脉粥样硬化与冠心病发生与发展有关。

三、临床表现

（一）糖尿病并发大血管病变

糖尿病病人比正常人更容易产生动脉粥样硬化，而且发展迅速，从而导致冠心病、脑血管意外和下肢坏疽等。据报道，在过去患有周围血管疾病的病人中，有 20% 发现合并有糖尿病，而在糖尿病病人中发现有间歇性跛行、肌肉和皮肤萎缩以及下肢坏疽等症状者也比正常人要多。所以证实有周围血管疾病的病人应该进一步检查看是否有糖尿病的存在。目前认为大血管病变的发生与病人的年龄、糖尿病的病程及糖尿病的控制程度有关。

1.心肌梗死

糖尿病并发高血压者比非糖尿病者高4倍，糖尿病并发高血压时发生心肌梗死明显高于非糖尿病者。糖尿病病人还可有特异性的微血管病变，病变可出现在糖尿病发生前8～20年，这种特异性的微血管病变可促使冠心病及心肌梗死的发生，对于糖尿病病人要特别注意，低血糖与心脏病发作症状比较类似，都有心慌、心悸等症状，低血糖还有浑身发软、后背处冷汗等，这两种都是具有突发性的急症，明确辨明病因对挽救患者生命意义重大。

2.中风

脑血管发生病变则会导致脑溢血和脑梗死两大类，脑溢血直接危及生命，脑梗死即便是抢救及时也会留下如截瘫、失语、半身不遂、反应迟钝等严重影响糖尿病病人生存质量的后遗症，特别要注意的是中风一旦发作，复发率高达70%以上，这对广大的糖尿病患者来讲无疑雪上加霜。

3.肾病

肾病是糖尿病常见的并发症，发病率高达65%，是糖尿病病人的主要死亡原因之一[3]。糖尿病肾病占终末期肾衰竭的首位，约为35%～38%。在肾衰竭透析的病人中因糖尿病引起的占70%～80%。在糖尿病肾病早期病人的小便中有泡沫，伴有轻度腰酸，下肢会有水肿，用手一摁一个坑，早期发现尚可进行逆转性治疗，一旦进入中、晚期，只有靠透析和换肾维持生命。

4.失明

糖尿病血管病变会导致糖尿病视网膜病变、白内障、青光眼和老年性黄斑病变等，是直接危害视觉的眼部疾病，早期诊断，控制眼底血管病变与进行视觉的防护是减少视觉损伤的关键所在，但遗憾的是50%的糖尿病患者对自己的病情一无所知，在早期感觉眼前飞蚊感，逐渐会发展到视物模糊变形，一旦感觉视力明显受损，则只能进行病情终止性治疗而无法逆转。

5.神经病变

糖尿病患者神经病变的发生除了与血管病变相关之外还与维生素等神经营养的摄入减少和代谢紊乱有关，神经病变会导致患者皮肤瘙痒刺痛、肢体麻木、感觉丧失，神经病变治疗复杂，目前尚未有明确的分期，通过相关药物和理疗手段会使症状得以缓解，但往往难以根治，特别是神经病变引发的各类神经疼，如针刺火烧，更是令患者苦不堪言。

6.性功能障碍

微血管病变和神经病变会共同导致男女性功能障碍，男性表现为勃起障碍，女性表现为性冷淡，一些男性糖尿病患者在遇到这类问题时应该首选从控制血糖和治疗血管病变入手，单纯地按照男科手段治疗不仅于事无补，还会贻误病情。

7.糖尿病足

下肢静脉栓塞和血管内皮增厚会导致血管腔隙变窄，病人足部供血不足，因此会有脚凉、皮肤发亮变薄的现象，同时还会发生肢端神经病变导致病人下肢以及足部感觉丧失，针刺、火烧都没知觉，极易导致外伤感染，大约85%的糖尿病病人截肢之前都有足部溃疡，50%～70%的糖尿病病人截肢时都有坏疽，合并感染者占20%～50%，一旦截肢发生，病人存活很难超过5～7年，只有做到早发现、早治疗才能避免截肢等严重后果。

（二）糖尿病微血管病变

糖尿病病人微血管病变的主要部位是视网膜、肾脏、皮肤等处的微血管，其病理变化主要是毛细血管基底膜增厚。视网膜微血管病变多见于青年起病型的糖尿病病人，是造成以后失明的主要原因。糖尿病肾病多与糖尿病视网膜病变和糖尿病神经病变同时存在。糖尿病皮肤微血管病变，可以见于全身任何部位，但以下肢胫骨前和足部皮肤微血管受累产生局部发绀和皮肤缺血性溃疡多见。这种溃疡是浅表的、疼痛性的，而足背动脉搏动良好。

四、实验室检查

（一）实验室及辅助检查

1.实验室检查

空腹及餐后血糖、胰岛素、C肽、血脂测定。

2.辅助检查

（1）心电图

无特异性，运动心电图和24 h动态心电图对无症状心肌缺血的检出有一定帮助。

（2）心脏自主神经功能检查

见糖尿病神经病变。

（3）心脏超声检查

糖尿病病人即使无冠心病并发症，由于糖尿病心肌病变和间质纤维化，可出现室间隔和（或）左心室后壁增厚，心室质量增大，左心房扩大，主动脉硬化，左心室功能异常，尤其是舒张功能的改变表现为左心室舒张末期内径减小，峰充盈率减低。

（4）放射性核素检查（SPECT）

SPECT作为直接评估心脏肾上腺能神经支配的完整性方法，可较早地提示亚临床期病变。在久病的1型糖尿病病人，较多出现单独的舒张功能不全或伴有收缩功能不全，提示舒张功能异常可能早于收缩功能异常。

（5）冠脉造影

冠脉造影可发现受累部位管腔狭窄或闭塞病变，常弥漫累及多处血管，同一处血管常多处受累。

（6）彩色多普勒超声

彩色多普勒超声可检测颅内和下肢血管血流动力学情况。经颅超声波（TCD）可诊断颅内血管痉挛、狭窄和闭塞，局部狭窄血流及异常增高的峰值流速（VS）则有力地提示该血管供血区可能有梗死灶。下肢彩色多普勒可发现血管壁增厚，内膜回声不均，动脉管腔狭窄、扭曲，其频谱呈单相波，血管内径减小及血流量降低，血流峰值流过及加速度/减速度高于正常。

（二）核素脑血流测定

1.SPECT

注射^{99m}Tc-HM-PAO后，在脑内分布同γCBF，发出γ射线，扫描后重建图像。价格便宜，但分辨率有限，适用于大面积梗死。

2.局限脑血流量（γCBF）

吸入^{133}Xe或注射放射性同位素，探测脑血流量，组织并成像，可显示缺血部位及程度，糖尿病脑梗死者低于非糖尿病者。

3.正电子发射断层扫描（PET）

回旋加速器产生的^{18}F–去氧葡萄糖等能参与脑代谢并发射β射线，经探头摄取，计算出脑代谢、血流和氧耗量并成像，用于超早期诊断，但价格昂贵。

（三）CT或MRI

CT或MRI可确定病灶部位、大小、性质（出血或缺血）。脑梗死多在24 h后显示，3～7 d最佳，呈底向外的扇形或三角形低密度灶，边界清楚。MRI可更早、更好地显示病灶，T1呈低信号，T2呈高信号。检出率可达100%（而CT在中脑、桥脑、延髓检出率分别为66%、13%及0）且可任选解剖平面成像。螺旋CT血管造影对血管病变，尤对Willis环显影敏感，扫描快且便宜，颅内有磁性物质者也可应用。磁共振血管显像（MRA）可发现闭塞血管及侧支循环情况。

（四）其他

数字减影血管造影（DSA）可发现阻塞血管的部位、范围（长度）、程度及侧支循环情况。急性期的脑电图（EEC）异常率约为75%，大脑前、中、后动脉梗死，分别有病灶处α波消失或波幅、波率低，δ和θ慢波增多。椎–基底动脉闭塞者，45%呈双侧低电活动，或有"α昏迷"电活动。脑电地形图（BEAM）可通过计算机对脑电信号进行分析，具有直观、敏感、可定量分析等优点。

五、鉴别诊断

具体见糖尿病周围神经病变、糖尿病肾病、糖尿病足、糖尿病视网膜病变等章节。

六、西医治疗

（一）预防措施

血管疾病二级预防措施有两个ABCDE（Aspirin and Anticoagulants、Beta blockers and Blood pressure、Cholesterol and Cigarettes、Diet and Diabetes、Education and Exercise），缺一不可[4]。除严格控制血糖且必须长期坚持贯彻外，应及早处理各种心血管问题。高血压颇常见，服用药物时应注意是否影响糖、脂肪、钾、钙、钠等代谢，如失钾性利尿剂（噻嗪类）和钙离子通道阻滞剂可减少钾和钙离子进入β细胞而抑制胰岛素释放，以致血糖升高；保钾利尿剂和血管紧张素转换酶抑制剂（ACE）可抑制醛固酮分泌而排钾减少，在肾功能不全伴高血压者易发生血钾过高而影响心功能，有时可引起严重后果；β肾上腺素能阻滞剂不论选择性或非选择性者均可抑制低血糖症状、提高血甘油三酯、降低HDL2，非选择性者还可延迟低血糖症恢复；不少降压药还可引起体位性低血压、阳痿，以免发生低血糖症时再诱发心肌梗死，但酮症也可诱发上述心、脑、肾并发症，必须注意。近年来还发现糖尿病性心肌病在严重心力衰竭及心律不齐发生前仅有T波低平倒置，应及早严格控制血糖和血压，应用辅酶Q10和第二代钙离子通道阻滞剂等，1-肉碱可改善心肌功能，也可试用；一旦糖尿病病人出现重复头痛眩晕、头部跳痛等症状，应该及时到神经内科就医，做脑血流图、头部CT等有关检查，并及时采取相应的疗治措施。早期预防动脉粥样硬化，就要保持血脂正常，减低血液黏性，并保持血压和体重的正常。因此，糖尿病病人还应该经常化验血脂、血液黏性，常测血压、体重。

（二）治疗

1.积极控制血糖

2型糖尿病患者常有血脂异常，表现为血甘油三脂（TG）升高、极低密度脂蛋白（VLDL）水平升高、游离脂肪酸（FFA）水平升高，高密度脂蛋白胆固醇（HDL）水平下降，持续性餐后高脂血症以及LDL-C水平轻度升高，小而密的LDL（sLDL）和小而密的高密度脂蛋白均增加。这些血脂代谢异常是引起糖尿病血管病变的重要危险因素。

循证医学研究表明，降低总胆固醇（TC）和LDL-C水平可以显著降低糖尿病患者发生大血管病变和死亡风险。

糖尿病患者每年至少应检查一次血脂（包括TC、TG、LDL-C、HDL-C），接受调脂药物治疗者，根据疗效评估的需求，应增加血脂检测的次数[5]。

2.保持健康的生活方式

保持健康的生活方式是维持合适血脂水平和控制血脂紊乱的重要措施，主要包括减少饱和脂肪酸、反式脂肪酸和胆固醇的摄入；增加不饱和脂肪酸、黏性纤维、植物固醇/甾醇的摄入；减轻体重；增加运动及戒烟、限酒等。

进行调脂药物治疗时，推荐降低LDL-C作为首要目标，非HDL-C作为次要目标。

临床首选他汀类调脂药物。起始宜应用中等强度他汀，根据个体调脂疗效和耐受情况，适当调整剂量，若胆固醇水平不能达标，与其他调脂药物（如依折麦布）联合使用，可获得安全有效的调脂效果[6]。

如果 LDL-C 基线值较高，现有调脂药物标准治疗 3 个月后，难以使 LDL-C 降至所需目标值，则可考虑将 LDL-C 至少降低 50% 作为替代目标。

临床上也有部分极高危患者 LDL-C 基线值已在基本目标值以内，这时可将其 LDL-C 从基线值降低 30% 左右。

LDL-C 达标后，若 TG 水平仍较高（2.3～5.6 mmol/L），可在他汀治疗的基础上加用降低 TG 药物如贝特类（以非诺贝特首选）或高纯度鱼油制剂，并使非 HDL-C 达到目标值。如果空腹 TG≥5.7 mmol/L，为了预防急性胰腺炎，首先使用降低 TG 的药物。

七、中医诊治

（一）病因机制
传统中医学并无此病名，常见于痹症。

（二）辨证施治

1.气虚血瘀证

（1）症状
肢体麻木，如有蚁行感，肢末时痛，多呈刺痛，下肢为主，入夜痛甚；气短乏力，神疲倦怠，自汗畏风，易于感冒，舌质淡暗，或有瘀点，苔薄白，脉细涩。

（2）治法
补气活血、化瘀通痹。

（3）推荐方药
补阳还五汤加减：生黄芪30 g、当归尾15 g、赤芍10 g、川芎10 g、地龙10 g、桃仁5 g、红花5 g、枳壳5 g、川牛膝10 g等。

2.阴虚血瘀证

（1）症状
肢体麻木，腿足挛急，酸胀疼痛，或小腿抽搐，夜间为甚，或灼热疼痛，五心烦热，失眠多梦，皮肤干燥，腰膝酸软，头晕耳鸣；口干不欲饮，便秘，舌质嫩红或暗红，苔花剥少津，脉细数或细涩。

（2）治法

滋阴活血、柔筋缓急。

（3）推荐方药

芍药甘草汤合桃红四物汤加减：生白芍12 g、炙甘草6 g、干地黄9 g、当归9 g、川芎9 g、川木瓜9 g、怀牛膝9 g、炒枳壳9 g等。

3.寒凝血瘀证

（1）症状

肢体麻木，四末冷痛，得温痛减，遇寒痛增，下肢为著，入夜更甚；神疲乏力，畏寒怕冷，尿清便溏，或尿少浮肿，舌质暗淡或有瘀点，苔白滑，脉沉细涩。

（2）治法

温经散寒、通络止痛。

（3）推荐方药

当归四逆汤加减：当归10 g、赤芍10 g、桂枝10 g、细辛3 g、通草3 g、干姜6 g、制乳香3 g、制没药3 g、制川乌10 g（先煎）、甘草3 g等。

4.痰瘀阻络证

（1）症状

肢体麻木，常有定处，足如踩棉，肢体困倦，头重如裹，昏蒙不清，体多肥胖，口黏乏味，胸闷纳呆，腹胀不适，大便黏滞。舌质紫暗，舌体胖大有齿痕，苔白厚腻，脉沉滑或沉涩。

（2）治法

化痰活血、宣痹通络。

（3）推荐方药

指迷茯苓丸合活络效灵丹加减：茯苓15 g、姜半夏10 g、枳壳5 g、生薏仁10 g、当归10 g、丹参15 g、制乳香3 g、制没药3 g、苍术10 g、川芎10 g、陈皮10 g、生甘草5 g等。

5.肝肾亏虚证

（1）症状

肢体痿软无力，肌肉萎缩，甚者痿废不用，腰膝酸软，阳痿不举，骨松齿摇，头晕耳鸣，舌质淡，少苔或无苔，脉沉细无力。

（2）治法

滋补肝肾、填髓充肉。

（3）推荐方药

壮骨丸加减：龟板10 g、黄柏10 g、知母10 g、熟地黄10 g、山萸肉10 g、白芍10 g、锁阳10 g、牛膝10 g、当归10 g、炒枳壳5 g等。

（三）中医适宜技术

1.中医针灸

2.耳穴贴压

取内分泌腧、脾腧等穴。

3.足部中药泡洗

药液温度38～40 ℃，防止烫伤。

4.双下肢穴位按摩

取足三里、地机、太溪、涌泉等穴。

5.穴位贴敷

取涌泉等穴。

6.中药离子导入

取足三里、地机、太溪、涌泉等穴。

7.艾灸

取地机、委中等穴。

参考文献

［1］ 仝小林.糖尿病血管并发症中医研究的策略［J］.中国临床医生，2013（10）：1-3；83.

［2］ 王永高.糖尿病微血管病变发病机制的研究进展［J］.中国医学文摘：内科学，2003（6）：763-765.

［3］ 徐亚兰.2型糖尿病肾脏损害与糖尿病视网膜病变相关性的临床和病理研究［D］.北京：中国协和医科大学，2008：2-4.

［4］ Lonn E, Grewal J. Drug Therapies in the Secondary Prevention of Cardiovascular Diseases: Successes, Shortcomings and Future Directions ［J］. Current Vascular Pharmacology 2003：67-69.

［5］ 刘声远.糖尿病血管病变机制与防治进展［J］.微循环学杂志，2006，16（4）：3-6.

［6］ 黄捷峰，郝先刚.胰岛素抵抗、高胰岛素血症和高甘油三酯血症致高血压的作用［J］.华南国防医学杂志，1992（4）：393-395.

第四节　糖尿病肾病

一、概　念

糖尿病肾病（diabetic nephropathy，DN）是指在糖尿病（diabetes mellitus，DM）基础上的慢性肾小球硬化症、小动脉性肾硬化、肾盂肾炎和肾乳头坏死等糖尿病的慢性并发症，一般意义上的糖尿病肾病是糖尿病性肾小球硬化症。糖尿病性肾小球硬化症早期表现为肾小球内高压、高灌注、高滤过，进而临床表现为难以消除的蛋白尿，病情不断进展直至肾衰竭。其起病隐匿，病程迁延，预后不良。糖尿病肾病的病因与遗传易感因素和糖代谢异常有关，为糖尿病全身性微血管病变的一部分。本病可归属于中医"消渴""尿浊""水肿""眩晕"等范畴。

二、发病机制

其形成机制与高血糖毒性、组织蛋白质非酶糖基化、氧化应激、多元醇旁路、脂中毒、核因子Kb（NF-kB）通路激活等有关。

三、临床表现

（一）糖尿病病史

糖尿病肾病有明确的糖尿病病史，一般在5年以上。

（二）临床症状

糖尿病肾病早期除原发病症状外，缺乏肾损害的典型症状，仅以尿白蛋白增多为主要表现，中、晚期可出现蛋白尿、水肿、高血压、肾衰竭表现及糖尿病性眼科症状（视力下降、失明等）、血液系统症状（贫血等）、糖尿病性周围神经病变、糖尿病继发性心脑血管病变等。

四、临床分期

根据糖尿病肾病的病程和病理生理演变过程，Mogensen曾建议把糖尿病肾病分为以下五期[1]：

（一）Ⅰ期

肾小球高滤过和肾脏肥大期。这种糖尿病肾脏受累的初期改变与高血糖水平一致，血糖控制后可以得到部分缓解。这一期没有病理组织学损伤。

（二）Ⅱ期

正常白蛋白尿期。肾小球滤过率高出正常水平。肾小球病理改变表现为GBM增厚，系膜区基质增多，运动后尿白蛋白排出率（urinary albumin excretion，UAE）升高（>20 μg/min），休息后恢复正常（<5 μg/min）。如果在这一期能良好地控制血糖，患者可以长期稳定处于该期。

（三）Ⅲ期

早期糖尿病肾病期，又称"持续微量白蛋白尿期"。GFR开始下降到正常。肾小球病理改变重于Ⅱ期，可以出现肾小球结节样病变和小动脉玻璃样变。UAE

持续升高 20～200 μg/min（相当于 24 小时尿白蛋白 30～300 mg/24 h 或尿白蛋白/肌酐 30～300 μg/mg），这被称为"微量白蛋白尿"。本期患者血压升高。降压治疗以及 ACEI 或 ARB 类药物的应用，可以减少尿白蛋白的排出，明显延缓糖尿病肾病的进展。

（四）Ⅳ期

临床糖尿病肾病期。病理上出现典型的 K-W（Kimmelstiel-Wilson）结节。持续性大量白蛋白尿（UAE>200 μg/min）或蛋白尿（>500 mg/24 h），约 30% 患者可出现肾病综合征，GFR 持续明显下降。该期的特点是尿蛋白不随 GFR 下降而减少，部分患者还伴有镜下血尿和少量管型。患者一旦进入Ⅳ期，病情往往进行性发展，如不积极加以控制，GFR 将平均每月下降 1 mL/min。

（五）Ⅴ期

终末期肾衰竭。GFR<15 mL/(min·1.73 m^2)。尿蛋白量因肾小球硬化而减少。尿毒症症状明显。最后需要透析治疗。

五、诊　断

（一）临床诊断

典型病例诊断依据如下，可疑患者需肾活检确诊。

1.确诊糖尿病时间较长，超过 5 年；或有糖尿病视网膜病变。

2.持续白蛋白尿，尿白蛋白/肌酐比值>300 μg/mg 或尿白蛋白排泄率>200 μg/min 或尿白蛋白定量>300 mg/d 或尿蛋白定量>0.5 g/d。早期可表现为微量白蛋白尿。

3.临床和实验室检查排除其他肾脏或尿路疾病。

（二）病理诊断

糖尿病肾病的基本病理特征是肾小球系膜基质增多、基膜增厚和肾小球硬化，包括弥漫性病变、结节性病变和渗出性病变，早期表现为肾小球体积增大。

1.弥漫性

病变表现为弥漫性的系膜基质增多、系膜区增宽、肾小球基膜增厚。

2.结节性

病变表现为系膜区的扩张和基膜的增厚，形成直径为 20～200 nm 的致密结节，称之为 Kimmelstiel-Wilson 结节（K-W 结节）。

3.渗出性

病变包括纤维素样帽状沉积和肾小囊滴状病变，前者为位于肾小球内皮和基膜之间的强嗜伊红染色的半月形或球形渗出物，后者与前者性质相似但位于肾小囊内壁，渗出性病变常提示糖尿病肾病进展。

此外，糖尿病肾病还常有肾小动脉透明样变、肾小管间质损害。免疫荧光检查可见 IGG 呈节段性沿肾小球毛细血管袢、肾小囊基膜、肾小管基膜线样沉积，有时也可见到 IGA 和 C3 的沉积。电镜检查可见肾小球毛细血管基膜增厚和系膜基质增多是其主要的超微结构改变。[2]

六、鉴别诊断

糖尿病患者合并肾脏损害，不一定是糖尿病肾病。有下列情况之一者，需排除其他肾脏疾病：

①无糖尿病视网膜病变；

② GFR 很低或迅速降低；

③蛋白尿急剧增多或肾病综合征；

④顽固性高血压；

⑤尿沉渣活动表现（血尿、白细胞尿、管型尿等）；

⑥其他系统性疾病的症状和体征；

⑦ ACEI/ARB 治疗后 1～3 个月内 GFR 下降 >30%。

（一）原发性肾小球疾病

糖尿病患者，如遇下列情况，宜行肾活检排除原发性肾脏疾病：

①血尿（畸形红细胞尿或红细胞管型尿）；

②既往有肾脏病史；

③有尿检异常但无视网膜病变。

（二）高血压肾损害

糖尿病患者常常合并高血压，高血压可以引起蛋白尿，但尿蛋白量比较少，很少出现肾病综合征样的大量蛋白尿，早期以肾小管功能损害、夜尿增多为主，眼底改变主要为高血压和动脉硬化而非糖尿病视网膜病变。

（三）肾淀粉样变性

表现为大量蛋白尿，即使肾功能不全肾脏也不一定缩小，常规试纸法检测尿白蛋白较少，24 h尿蛋白定量较多，眼底检查无糖尿病视网膜病变，部分患者有多发性骨髓瘤、类风湿关节炎或慢性感染的全身表现。

（四）肥胖相关性肾病

主要表现为肥胖、代谢综合征、轻微蛋白尿、肾小球肥大、局灶节段性肾小球硬化等，如果同时合并糖尿病，与糖尿病肾病有时很难鉴别。但是，肥胖相关性肾病的蛋白尿在减肥后可以减轻或消失，不合并糖尿病的视网膜病变和周围神经病变，没有糖尿病肾病的渗出性病变和结节性病理改变。明确的糖尿病的患病时间短，对鉴别诊断具有重要的价值。

（五）尿路感染

糖尿病患者常常合并尿路感染，包括尿道炎、膀胱炎及肾盂肾炎。慢性或严重的尿路感染可有蛋白尿，但常伴有白细胞尿、红细胞尿以及不同程度的尿频、尿急、尿痛、排尿不适等尿路刺激症状，清洁中段尿培养可培养出致病菌，正确使用抗生素有效，感染控制后尿检异常消失或明显减轻。

七、西医治疗

糖尿病肾病治疗依不同病期、不同对象而异。在历来研究中，针对糖尿病肾病发病机制各主要环节都曾有过针对性的干预治疗试验，但是大多限于实验动物观察，在人类糖尿病肾病验证中，或结果不满意或副作用过大，大多未能实际应用。因胰岛素抵抗（insulin resistence，IR）不仅是2型糖尿病的发病关键机制，同时也是代谢综合征的病理中的环节，因此2型糖尿病病人常伴有代谢综合征的其他表现，如高血压、高脂血症、中心性肥胖。而这些疾病的存在会加速糖尿病的肾脏病变进展。因此，临床上针对糖尿病肾病的治疗应该是综合性的治疗。临床上，针对糖尿病肾病的治疗主要有以下几方面：

（一）控制血糖

一般认为DN病例糖化血红蛋白（haemoglobin A1c，HbA1c）应尽量控制在

7.0% 以下。持续的高血糖在糖尿病肾病早期发病中具有举足轻重的作用，因此对于糖尿病肾病的早期预防主要集中在血糖控制上。有观察证实严格控制血糖至少对下面几个方面已证实有助：

①部分改善异常的肾血流动力学；

②至少在 1 型糖尿病中证实可以延缓微量白蛋白尿的出现；

③可以减少已有微量白蛋白尿者转变为明显蛋白尿；

④在胰岛移植的少部分病例观察到当血糖完全正常以后，肾脏病变可以逆转，但需相当长时间。

（二）控制血压

糖尿病肾病中高血压不仅常见，同时高血压是导致糖尿病肾病发生和发展的重要因素，高血压在糖尿病最早时表现为夜间血压过度降低，随后昼夜血压改变消失、之后日间虽血压正常但运动后可以明显上升，进而出现明显高血压。随着全身血管病变的发展，主动脉顺应性减退，可表现为单纯严重收缩压过高。

（三）降脂治疗

糖尿病患者常有脂代谢紊乱，表现为血胆固醇、三酰甘油、低密度脂蛋白和载脂蛋白 B（apoB）升高，高密度脂蛋白和 apoA1 降低或正常，糖尿病肾病时上述异常更明显。肾小球脂质沉积可呈泡沫细胞形成，变构的脂肪酸引起肾内缩血管活性物质增多，改变血黏度和红细胞脆性，形成氧化 LDL 等机制损害肾脏。给予羟甲基戊二醛辅酶 A 还原酶抑制剂或低脂饮食可防止或延缓糖尿病肾病进展。但尚缺乏大型临床实验支持。循证医学证据效果不肯定。

（四）饮食治疗

高蛋白饮食加重肾小球高灌注、高压的血流动力学改变，加速肾损害发展，因此主张以"限量保质"为原则，以高生物效价的动物蛋白为主，早期即应限制蛋白质摄入量至 0.8 g/(kg·d)，对已有大量蛋白尿和肾衰竭的患者可降低至 0.6 g/(kg·d)。临床观察中证实在肾功能一定损害病例中蛋白摄入为 0.6～0.8 g/(kg·d) 可以使糖尿病肾病进展延缓，大量蛋白尿病者还可以减少蛋白尿，但应注意充足热量的给予。合并有肝病、妊娠或生长发育期不宜过度限制蛋白。严重脂质代谢异常对糖尿病肾病特别是合并心血管并发症可有不利影响，宜尽量纠正之。

1.糖尿病肾病饮食治疗的理论依据

糖尿病肾损害的最早病理变化是肾小球高滤过和肾小球肥大。持续性肾小球高滤过可引起肾小球系膜、基底膜和毛细血管内皮的损害，促进肾小球硬化和肾单位破坏，最终发展为慢性肾衰竭。临床和实验研究均观察到高蛋白饮食能增加肾小球的灌注和压力，加重糖尿病所引起的肾血流动力学改变，而低蛋白饮食能延缓糖尿病患者肾功能损伤的进程。由于动物蛋白生物比价高，氨基酸配比合理，故糖尿病肾病患者需以动物蛋白（优质蛋白）为主。但摄入不同种类的氨基酸对肾脏会产生不同的影响。由于肉类食物（猪肉、牛肉、羊肉）所含甘氨酸、丙氨酸、精氨酸等含量较高，此类氨基酸有增强肾血流量和GFR的作用，不利于对肾脏的保护。而研究表明某些植物蛋白，如大豆蛋白不仅必需氨基酸含量较高而且对于正常动物能引起GFR和有效肾血流降低，对于慢性肾衰竭动物能减轻蛋白尿，使肾小球硬化和死亡率降低，所以大豆蛋白可能具有保护肾脏的作用。另外，鸡、鱼中含有的亚麻酸，以及深海鱼中含有的多不饱和脂肪酸（包括二十碳五烯酸EPA和二十二碳六烯酸DHA）也可改善肾小球高滤过状态。

2.糖尿病肾病各期饮食治疗原则

（1）肾病早期

本期主要指糖尿病肾病高滤过期、基底膜增厚期以及微量蛋白尿期。由于常规的检查方法很难发现最初的肾损害和微量蛋白尿，所以严格控制血糖成为这一阶段最基本、最重要的治疗，其控制靶目标为$HbA1c<6.5\%$。每日热量摄入计算与普通糖尿病患者相同。当发现微量蛋白尿时，可限制蛋白摄入量为$0.8\ g/(kg \cdot d)$。

（2）临床肾病期

这时仅靠正常的血糖水平已不能逆转肾病的进展，严格控制血压成为本期治疗重点。24 h尿蛋白≤1 g，血压需控制在130/85 mmHg以下；24 h尿蛋白>1 g，需控制在125/75 mmHg以下。同时需严格执行低蛋白饮食［$0.6\ g/(kg \cdot d)$］+α酮酸［开同1片/（5 kg·d）］。若GFR<30 mL/min，还需进一步降低蛋白摄入量［<$0.6\ g/(kg \cdot d)$］。

（3）尿毒症期

此期饮食治疗效果已差，需配合临床治疗（替代治疗）保证营养需要。

另外，除以上分期原则外，还建议以鱼肉、鸡肉代替猪肉、牛肉、羊肉类

［每周进食鱼肉500～1000 g］，并加用多不饱和脂肪酸；还需重视植物蛋白质的摄入。

（五）终末期肾病的替代治疗

肾衰竭糖尿病肾病患者可以进行肾脏替代治疗，但其预后较非糖尿病所造成的肾衰竭者为差，主要的原因有：

①高血压不易控制；

②心血管并发症发生率极高；

③贫血相当严重；

④血管钙化或硬化程度相对更重，从而致使瘘管建立及使用困难。

糖尿病肾病患者的糖尿病并发症多见，尿毒症症状出现较早，应适当将透析指征放宽，一般内生肌酐清除率降至约15 mL/min或伴有明显胃肠道症状、高血压和心力衰竭不易控制者即可进行维持性透析。血液透析与腹膜透析的长期生存率相近，前者利于血糖控制、透析充分性较好，但动静脉内瘘难建立，透析过程中易发生心、脑血管意外；后者常选用持续不卧床腹透（continuous ambulatory peritoneal dialysis，CAPD）或循环持续腹透（continuous cycling peritoneal dialysis，CCPD），但以葡萄糖作为渗透溶质使患者的血糖水平难以控制，并导致肥胖，目前仍有许多学者在寻找渗透溶质替代物，如甘油、氨基酸、木糖醇、明胶、多糖类物质等，皆由于副作用大或成本高等因素而未能推广。至于糖尿病肾病患者需要肾脏替代疗法时血液透析和腹膜透析如何选择的问题，虽然有文献报告CAPD生存率优于血液透析，但是由于所涉及的病例组成成分相当复杂包括年龄、性别以及并发症情况等等，所以还不能做出最终的结论。

（六）肾移植或胰肾联合移植

对终末期糖尿病肾病患者，肾移植是目前最有效的治疗方法，但总的来讲，对于肾移植存活率，糖尿病患者约比非糖尿病患者低10%。单纯肾移植并不能防止糖尿病肾病再发生，也不能使其他的糖尿病并发症改善，如已有报道将非糖尿病患者的肾移植给糖尿病患者后，移植肾再度发生糖尿病肾病而导致尿毒症。另有1例非糖尿病肾在移植给非糖尿病受者后，由于预防排斥反应给予肾上腺皮质激素诱发类固醇性糖尿病，其移植肾也出现了糖尿病特征性的结节性肾小球硬化病变。因此，早自20世纪60年代末就开始了胰肾双器官联合移植，到1988年5月已积累了1390例。肾移植患者和移植物的3年存活率，单纯肾移植组分别为

71%和47%，而胰肾双移植组分别为70%和52%。据对31例胰岛素依赖型糖尿病终末期糖尿病肾病胰肾双移植患者23个月的随访结果，全部患者糖化血红蛋白和血肌酐水平均恢复正常，其他糖尿病并发症改善，患者的生活质量均优于单纯肾移植者。

肾移植虽是最有效的治疗手段，但移植物存活率仍较非糖尿病患者低，且单纯肾移植不能防止糖尿病肾病再发生，也不能使其他糖尿病并发症得到改善。由于上述血液透析及腹膜透析在晚期糖尿病患者中常常不易得到满意效果，因此主张在糖尿病肾病的患者特别是2型糖尿病所引致的肾衰竭肾移植应相对早期进行，不必一定要等到透析以后。

（七）避免或减轻糖尿病肾病的危险因素

应尽量避免使用肾毒性药物，如造影剂、氨基糖苷类抗生素以及含有马兜铃酸的中草药等，注意防治脱水和各种感染。

八、中医诊治

（一）概念

消渴病肾病（DN），是继发于"消渴病"的肾脏疾病，包括"消渴病"继发的"水肿""肾劳""关格"等，与古代文献中的"肾消"密切相关。其早期症状不突出，仅表现为尿蛋白排泄率增加；中期可以表现为尿多浊沫、水肿等，化验肾功能指标尚正常，尿常规检查出现蛋白；晚期肾功能损害不断加重，失代偿期可以表现为乏力、腰腿酸痛、夜尿频多、水肿、食欲减退、面色无华、爪甲色淡等，甚至可以表现为恶心呕吐、大小便不通，出现多器官、多系统损害，酸碱平衡失调，水电解质乱，终成中医"关格"危候。本病属于中医"消渴""尿浊""水肿""眩晕"等范畴。

（二）病因病机

1.病因

糖尿病肾病为素体肾虚，糖尿病迁延日久，耗气伤阴，五脏受损，兼夹痰、热、郁、瘀等致病。发病之初气阴两虚，渐至肝肾阴虚；病情迁延，阴损及阳，伤及脾肾；病变晚期，肾阳衰败，浊毒内停；或见气血亏损，五脏俱虚。

2.病机及演变规律

糖尿病肾病初期临床症状多不明显，可见倦怠乏力、腰膝酸软，随着病情进展，可见尿浊、夜尿频多，进而下肢、颜面甚至全身水肿，最终少尿或无尿、恶心呕吐、心悸气短、胸闷喘憋不能平卧。其病机演变和症状特征分为三个阶段。

（1）发病初期

气阴两虚，渐至肝肾阴虚，肾络淤阻，精微渗漏。肾主水，司开阖，糖尿病日久，肾阴亏损，阴损耗气，而致肾气虚损，固摄无权，开阖失司，开多阖少则尿频尿多，开少阖多则少尿水肿；或肝肾阴虚，精血不能上承于目而致两目干涩、视物模糊。

（2）病变进展期

脾肾阳虚，水湿潴留，泛溢肌肤，则面足水肿，甚则胸水、腹水；阳虚不能温煦四末，则畏寒肢冷。

（3）病变晚期

肾体劳衰，肾用失司，浊毒内停，五脏受损，气血阴阳衰败。肾阳衰败，水湿泛滥，浊毒内停，重则上下格拒，变证蜂起。浊毒上泛，胃失和降，则恶心呕吐、食欲不振；水饮凌心射肺，则心悸气短、胸闷喘憋不能平卧；溺毒入脑，则神志恍惚、意识不清，甚则昏迷不醒；肾元衰竭，浊邪壅塞三焦，肾关不开，则少尿或无尿，并见呕恶，以致关格。

3.病位、病性

本病病位在肾，可涉及五脏六腑；病性为本虚标实，本虚为肝、脾、肾虚，五脏、气、血、阴、阳俱虚，标实为气滞、血瘀、痰浊、浊毒、湿热等。

（三）辨证分型

1.症状

本病早期除糖尿病症状外，一般缺乏肾脏损害的典型症状；临床期肾病患者可出现水肿、腰酸腿软、倦怠乏力、头晕耳鸣等症状；肾病综合征的患者可伴有高度水肿；肾功能不全氮质血症的患者，可见纳差，甚则恶心呕吐、手足搐搦；合并心衰可出现胸闷、憋气，甚则喘憋不能平卧。后期可出现面色㿠白、爪甲色淡、四肢水肿、胸水、腹水等。

2.证候诊断

参照1992年中华中医药学会糖尿病分会第三次大会通过的《消渴病中医分期辨证与疗效评定标准——消渴病辨证诊断参考标准》和《糖尿病及其并发症中西医诊治学（第二版）》（吕仁和、赵进喜主编，人民卫生出版社，2009年版）。

（1）气虚证[3]

①神疲乏力；

②少气懒言；

③自汗易感；

④舌胖有印；

⑤脉弱。

具备两项可以诊断。

（2）血虚证

①面色无华；

②唇甲色淡；

③经少色淡；

④舌胖质淡；

⑤脉细。

具备两项可以诊断。

（3）阴虚证

①怕热汗出，或有盗汗；

②咽干口渴；

③大便干；

④手足心热或五心烦热；

⑤舌瘦红而裂；

⑥脉细数。

具备两项可以诊断。

（4）阳虚证

①畏寒肢冷；

②腰膝怕冷；

③面足水肿；

④夜尿频多；

⑤舌胖苔白；

⑥脉沉细缓。

具备两项可以诊断。

（5）血瘀证

①定位刺痛，夜间加重；

②肢体麻痛，或偏瘫；

③肌肤甲错；

④口唇舌紫，或紫暗、瘀斑、舌下络脉色紫怒张。

具备一项可以诊断。

（6）痰湿证

①胸闷脘痞；

②纳呆呕恶；

③形体肥胖；

④全身困倦；

⑤头胀肢沉；

⑥舌苔白腻。

具备三项可以诊断。

（7）湿浊证

①食少纳呆，恶心呕吐；

②口中黏腻，口有尿味；

③神识呆钝，或烦闷不宁；

④皮肤瘙痒；

⑤舌苔白腻。

具备3项可以诊断。

（四）辨证论治

本病基本特点为本虚标实：本虚为气（脾气虚、肾气虚）阴（肝肾阴虚）两虚，标实为痰、热、郁、瘀，所及脏腑以肾、肝、脾为主，病程较长，兼证变证蜂起[4]。

1.主证

（1）气阴两虚证

①症状

尿浊，神疲乏力，气短懒言，咽干口燥，头晕多梦，或尿频尿多，手足心热，心悸不宁，舌体瘦薄，质红或淡红，苔少而干，脉沉细无力。

②治法

益气养阴。

③方药

参芪地黄汤（《沈氏尊生书》）加减。

党参10～15 g、黄芪15～20 g、茯苓10～15 g、生地黄15～20 g、山药10～15 g、山茱萸10～15 g、丹皮10～15 g 、泽泻10 g。

（2）肝肾阴虚证

①症状

尿浊，眩晕耳鸣，五心烦热，腰膝酸痛，两目干涩，小便短少，舌红少苔，脉细数。

②治法

滋补肝肾。

③方药

杞菊地黄丸（《医级》）加减。

枸杞子10～15 g、菊花10～15 g、熟地黄10～15 g 、山茱萸10～15 g、山药10～15 g、茯苓15～20 g、泽泻10～15 g、丹皮10～15 g。

（3）气血两虚证

①症状

尿浊，神疲乏力，气短懒言，面色淡白或萎黄，头晕目眩，唇甲色淡，心悸失眠，腰膝酸痛，舌淡脉弱。

②治法

补气养血。

③方药

当归补血汤（《兰室秘藏》）合济生肾气丸（《济生方》）加减。

黄芪20～30 g、当归10～15 g、炮附片5 g、肉桂5～10 g、熟地黄10～20 g。

山药10～15 g、山茱萸10～15 g、茯苓10 g、丹皮10～15 g、泽泻10～15 g。

（4）脾肾阳虚证

①症状

尿浊，神疲畏寒，腰膝酸冷，肢体浮肿，下肢尤甚，面色㿠白，小便清长或短少，夜尿增多，或五更泄泻，舌淡体胖有齿痕，脉沉迟无力。

②治法

温肾健脾。

③方药

附子理中丸（《太平惠民和剂局方》）合真武汤（《伤寒论》）加减。

附子10 g、干姜10～15 g、党参15～20 g、白术10～20 g、茯苓10～20 g、白芍10～15 g、甘草5 g。

在主要证型中，出现阳事不举加巴戟天10～15 g、淫羊霍10～15 g；大便干结加火麻仁10～15 g、肉苁蓉20～30 g；五更泄泻加肉豆蔻10～15 g、补骨脂15～20 g。

2.兼证

（1）水不涵木，肝阳上亢证

①症状

兼见头晕头痛，口苦目眩，脉弦有力。

②治法

镇肝熄风。

③方药

镇肝熄风汤（《医学衷中参西录》）。

（2）血瘀证

①症状

舌色暗，舌下静脉迂曲，瘀点瘀斑，脉沉弦涩。

②治法

活血化瘀。

③方药

除主方外，宜加桃仁10～15 g、红花10～15 g、当归10～20 g、川芎10～15 g、丹参10～20 g等。

（3）膀胱湿热证

①症状

兼见尿频、急迫、灼热、涩痛，舌苔黄腻，脉滑数。

②治法

清热利湿。

③方药

八正散加减（《太平惠民和剂局方》）；反复发作，迁延难愈，无比山药丸加减（《太平惠民和剂局方》）；血尿合用小蓟饮子（《济生方》）。

3.变证

（1）浊毒犯胃证

①症状

恶心呕吐频发，头晕目眩，周身水肿，或小便不行，舌质淡暗，苔白腻，脉沉弦或沉滑。

②治法

降逆化浊。

③方药

旋覆代赭汤（《伤寒论》）加减。

旋覆花10～20g、代赭石10～20g、甘草5g、党参10～20g、半夏10～15g、生姜10～15g、大枣10～20g。

④加减

呕恶甚加吴茱萸10～15g、黄连6g。

（2）溺毒入脑证

①症状

神志恍惚，目光呆滞，甚则昏迷，或突发抽搐，鼻衄齿衄，舌质淡紫有齿痕，苔白厚腻腐，脉沉弦滑数。

②治法

开窍醒神，镇惊熄风。

③方药

菖蒲郁金汤（《温病全书》）送服安宫牛黄丸（《温病条辨》）加减。

石菖蒲10～15g、郁金10～15g、炒栀子10～15g、连翘10～15g、鲜竹叶

10～15 g、竹沥10～15 g、灯心草10～15 g、菊花10～15 g、丹皮10～15 g。

④加减

四肢抽搐加全蝎6 g、蜈蚣6 g；浊毒伤血致鼻衄、齿衄、肌衄等，加生地黄10～20 g、犀角粉（水牛角粉代）10～15 g。

（3）水气凌心证

①症状

气喘不能平卧，畏寒肢凉，大汗淋漓，心悸怔忡，肢体水肿，下肢尤甚，咳吐稀白痰，舌淡胖，苔白滑，脉疾数无力或细小短促无根或结代。

②治法

温阳利水，泻肺平喘。

③方药

葶苈大枣泻肺汤（《金匮要略》）合苓桂术甘汤（《金匮要略》）加减。

葶苈子10～15 g、大枣10～20 g、茯苓10～15 g、桂枝10～15 g、白术10～20 g、甘草6 g、附片5 g、干姜10～15 g。

④加减

水肿甚者可加用五皮饮（《华氏中藏经》）；四肢厥冷，大汗淋漓，酌加附片（附子），增用人参15～20 g。

4.辨证选择静脉滴注中药注射液

可酌情选用具有补气和活血化瘀作用的中药注射液静脉滴注。如：黄芪注射液、川芎嗪注射液、肾康注射液、丹红注射液、舒血宁注射液、银杏达莫注射液等。

（五）中医适宜技术

1.针灸

糖尿病肾病患者水肿显著者，行针刺治疗应严格消毒，宜慎针禁灸，以免针灸部位渗液和感染。

（1）气阴两虚证

选穴：肾腧、脾腧、足三里、三阴交、志室、太溪、复溜、曲骨。

针刺用补法，行间用泻法。

（2）肝肾阴虚证

选穴：肝腧、肾腧、期门、委中。

针刺用补法。

（3）阴阳两虚证

选穴：脾腧、肾腧、命门、三阴交、气海、关元。

针刺用补法。

（4）脾肾阳虚证

选穴：脾腧、肾腧、命门、三阴交、足三里、太溪、中极、关元。

针刺用补法。

2.外用药疗法

（1）汗浴疗法

选用温经解表及活血化瘀药，如麻黄10～15 g、桂枝10～20 g、细辛10～20 g、羌活10～20 g、独活10～20 g、苍术10～20 g、白术10～20 g、桃仁10～15 g、红花10～15 g等煎水倒盆中洗浴。具有发汗宣肺、通调水道、利尿消肿，促进肌酐、尿素氮等代谢产物从汗孔排出的作用。

（2）中药离子导入技术

方药可选用桂枝10～20 g、小茴香10～15 g、乌药10～15 g、陈皮10～20 g、枳壳10～15 g、桃仁10～15 g、红花10～15 g等透达温通、理气导滞、活血化瘀之剂，适用于腰痛、腹胀症状突出的患者。

（3）中药外敷

选用生附子10～15 g、赤芍10～20 g、沉香10～15 g、细辛5～10 g、肉桂10～20 g、冰片5～10 g等温肾通络降浊之品研末，用香油调和成膏，外敷于肾腧及神阙穴，每日换药1次，可连用4周。具有经穴位和皮肤吸收的双重作用，从而起到引火归元，温肾利湿降浊，降低肌酐、尿素氮的治疗作用。

（4）保留灌肠

多选用大黄10～20 g、牡蛎10～20 g、附子5～10 g、益母草10～20 g、芒硝5～10 g、川厚朴10～20 g、蒲公英10～20 g等。可辨证加下列药物：肉桂药10～15 g、细辛5～10 g、生黄芪20～30 g可益气温阳；山栀子10～20 g、半边莲10～20 g、金银花10～20 g可清热解毒；木香10～15 g、枳实10～15 g、大腹皮15～20 g可行气导滞等。中药灌肠可以促进血液及肠管周围组织向肠腔中分泌代谢产物，并排出体外，从而促使氮质排泄，减轻临床症状，延缓糖尿病肾病肾衰竭的进展。

（六）生活方式干预和中医调护

1.生活方式干预

（1）糖尿病肾病的防治

遵循糖尿病及慢性肾功能不全的一般防治原则，防重于治，包括做好宣传和患者教育。对糖尿病患者一经确诊即采取综合措施包括控制饮食，限制蛋白摄入，避免各种危险因素，强化血糖控制，纠正代谢紊乱，要求血糖达到理想控制。同时，有计划、有目的地定期检测糖尿病肾病的预测指标如血压、肾小球滤过率等，必要时进行肾活检。

（2）食疗药膳方

①栗子红枣汤

栗子、红枣各50 g，大米100 g，小米100 g，同煮，至米烂粥浓，吃栗子、红枣，喝粥。

②白鸽肉汤

取白鸽半只，巴戟天10 g，淮山药10 g，枸杞子10 g，炖服，喝汤食肉。或上药配用乳鸽1只，若服后偏燥，也可用白木耳适量炖乳鸽，则补而不燥。

③韭菜粥

韭菜20 g、稻米90 g。制法：煮稀为粥，温热空腹食之。主治：脾肾阳虚。

④枸杞粥

鲜枸杞叶250 g、大米适量。制法：文火煮烂即可。主治：阴虚内热。

⑤葛根粉粥

葛根粉、粳米，煮粥食用，有助于糖尿病肾病合并高血压、高脂血症的治疗。

2.中医调护

（1）中成药

①护肾胶囊（天水市中医医院院内制剂）

每次4粒，每日3次，温开水送服。适用于脾肾阳虚证。症状为神疲乏力、眼睑或全身浮肿、腰膝酸软，夜尿频多为主症，用于治疗糖尿病肾病、慢性肾炎、隐匿性肾炎等病。

②百令胶囊

每次1g，每日3次。（或金水宝胶囊，每次0.99g，每日3次。）

③黄葵胶囊

每次2.5g，每日3次。

（2）简易疗法和偏方

①丹参30g、石韦15g、益母草15g、黄芪15g，对长期蛋白尿不消者，重用石韦和黄芪。水煎服，每日1剂。

②田螺肉2～3只，细盐半匙，捣烂敷脐和脐下二指处。每日换1次，可消除水肿、腹水、尿闭。

（3）基础治疗

糖尿病肾病患者应予优质低蛋白、富含维生素饮食，植物蛋白如豆类食品应限制摄入。水肿和高血压患者应限制钠盐的摄入。针对患者病情给予中医药膳，以平衡阴阳，调理脏腑，扶正祛邪。如肾阳虚者宜常食韭菜、狗肉、羊骨、虾、肉桂等食物；肾阴虚者宜食枸杞子、桑葚子、龟肉、木耳、银耳等食物；脾虚者宜食扁豆、薏苡仁、山药、莲子等；膀胱湿热者宜食马齿苋、鱼腥草、绿豆、赤小豆等。此外，亦可针对患者病情选用食疗方剂，如脾肾两虚可选用黄芪山药粥（黄芪、山药）；水肿可选用薏苡仁粥（薏苡仁、粳米）或黄芪冬瓜汤（黄芪、冬瓜）。

病变早期可采用太极拳、五禽戏、八段锦、鹤翔桩、强壮功等传统锻炼功法，适量活动，不宜剧烈运动；糖尿病肾病肾衰竭者应以卧床休息为主，活动量不宜过大，不可过劳，可选用气功之内养功等静功法，以平衡人体阴阳，调和气血，通畅经络为目的，对病体康复有一定辅助作用。

参考文献

［1］王海燕.肾脏病学［M］.3版.北京：人民卫生出版社，2013：1423-1424.

［2］美国肾脏病协会.糖尿病肾脏疾病诊断标准［S］.［出版地不详］：［出版者不详］，2007.

[3]　中华中医药学会糖尿病分会第三次大会.消渴病中医分期辨证与疗效评定标准——消渴病辨证诊断参考标准［S］.明水：［出版者不详］，1992.

[4]　吕仁和，赵进喜.糖尿病及其并发症中西医诊治学［M］.2版.北京：人民卫生出版社，2009：124-126.

第五节　糖尿病视网膜病变

一、概　念

糖尿病视网膜病变（diabetic retinopathy，DR）是糖尿病最常见的血管病，指糖尿病患者因高血糖致全身各组织器官的微血管发生病变，毛细血管的周细胞坏死，随后内皮细胞亦变薄，内屏障功能受损，血管内的液体成分由管内渗出到组织中，造成视网膜病变和功能障碍[1]。糖尿病视网膜病变是糖尿病最严重的并发症之一，也是目前常见的致盲眼病之一。随着社会经济的发展，生活模式的改变，糖尿病的发病率日益增高，糖尿病视网膜病变发病率也随之增高。

二、发病机制

目前糖尿病视网膜病变发生机制尚未明确，糖代谢紊乱是引起糖尿病视网膜病变的根本原因，糖代谢紊乱导致毛细血管自身调节异常、基底膜增厚、周细胞变性及凋亡，致使内皮细胞屏障功能受损，视网膜循环障碍，随之引起视网膜一系列的病理改变。

糖尿病视网膜病变有6个基本病理过程：

①微血管细胞损害；

②微血管扩张、渗透性增加，形成微动脉瘤、渗漏；

③微血管闭塞；

④无灌注区形成；

⑤视网膜缺血缺氧；

⑥新生血管形成，增殖性病变。

糖尿病视网膜病变患者的临床征象取决于这6个过程的相对表现。

三、临床表现

（一）视力

病情可轻可重，早期轻者可无任何症状，病变累及黄斑者可伴视力下降、视野中央暗影、视物变形等。视网膜前及玻璃体出血者可发生突然视力严重下降，眼前黑影遮挡，甚至仅存光感。

（二）眼底改变

非增殖期眼底检查可见微动脉瘤形成、出血、水肿、渗出的改变。出血可位于视网膜各层，视网膜水肿可位于黄斑区和后极部，黄斑区可有星芒状渗出。增殖期眼底检查可见视网膜新生血管（NVE），视盘新生血管（NVD），沿颞上、颞下血管弓生长白色纤维组织，不完全玻璃体后脱离，玻璃体积血，牵拉性视网膜脱离，可有视盘水肿、视神经萎缩改变。

四、实验室检查

（一）眼底荧光血管造影（FFA）

可以显示视网膜出血、微血管瘤、微血管异常、无灌注区、新生血管及黄斑水肿。

（二）OCT

可以明确黄斑水肿、形态，对治疗及疗效进行监测。

（三）电生理检查及暗适应检查

ERG检查a波和/或b波振幅降低，振荡电位波幅降低、潜伏期延长。P-ERG较F-ERG敏感。多数患者暗适应下降。

五、分　　期

糖尿病视网膜病变按其病变的严重程度，可分为非增殖型糖尿病视网膜病变（nonproliferative diabetic retinopathy，NPDR）和增殖型糖尿病视网膜病变（proliferative diabetic retinopathy，PDR），对视力损害最严重的是糖尿病黄斑水肿（diabetic macular edema，DME）和PDR，其对视力的影响是不易逆转的。我国

1984年全国眼底学术会议制定了《糖尿病视网膜病变的分期标准》（见表5-2），但该分期标准存在未能包括黄斑水肿缺陷，2002年16个国家有关学者在悉尼召开的国际眼科学术会议上拟定了新的临床分级标准（见表5-3）。该标准以散瞳检眼镜检查所见为基础，便于推广、利于普查。

表5-2 糖尿病视网膜病变的临床分期（1984）[2]

病变严重程度	眼底表现
非增殖型（单纯性）	
Ⅰ期	以后极部为中心，出现微血管瘤和小出血点
Ⅱ期	出现黄白色硬性渗出及出血斑
Ⅲ期	出现白色棉绒斑和出血斑
增殖型Ⅳ期	眼底有新生血管或并有玻璃体积血
Ⅴ期	眼底有新生血管和纤维增殖
Ⅵ期	眼底有新生血管和纤维增殖，并发牵拉性视网膜

表5-3 糖尿病视网膜病变新的国际临床分级标准（2002）[2]

病变严重程度	散瞳眼底检查所见
无明显视网膜病变	无异常
轻度NPDR	仅有微血管瘤
中度NPDR	微血管瘤，存在轻于重度NPDR的表现
重度NPDR	出现下列任一改变，但无PDR表现 1.任一象限中有多于20处视网膜内出血 2.在2个以上象限有静脉串珠样改变 3.在1个以上象限有显著的视网膜内微血管异常
PDR	出现以下一种或多种改变： 新生血管形成、玻璃体积血或视网膜前出血
糖尿病性黄斑水肿分级	
无明显糖尿病性黄斑水肿	后极部无明显视网膜增厚或硬性渗出
轻度糖尿病性黄斑水肿	后极部存在部分视网膜增厚或硬性渗出，但远离黄斑中心
中度糖尿病性黄斑水肿	视网膜增厚或硬性渗出接近黄斑但未涉及黄斑中心
重度糖尿病性黄斑水肿	视网膜增厚或硬性渗出涉及黄斑中心

六、鉴别诊断

（一）高血压性视网膜血管病变

血压升高到一定程度，眼底除血管病变外亦可有视网膜出血，微血管瘤，少许棉絮斑、硬性渗渗等改变，无糖尿病病史。

（二）低灌注视网膜病变

患者可有一过性黑蒙，眼底特点是视网膜动脉普遍变细，视网膜中心动脉压普遍降低，可见视网膜动脉自发搏动。

（三）视网膜中央静脉阻塞

网膜浅层火焰状出血为主，沿静脉分布，静脉高度纤曲扩张，有如腊肠状。

七、西医治疗

（一）治疗原发病

控制血糖、血压、血脂，稳定全身情况；早期确诊糖尿病，采用控制饮食、口服降血糖药物、注射胰岛素及适当运动等措施控制糖尿病，是防止、延缓或减轻糖尿病视网膜病变的重要措施。对早期糖尿病视网膜病变（单纯型）除严格控制血糖外，可采用下列药物治疗：①抗血小板聚集、抗凝药物药，如阿司匹林、潘生丁、肝素等；②微血管保护药物，如羟苯磺酸钙等；③促纤溶药物，如尿激酶等。

（二）根据不同时期进行激光和手术治疗

激光光凝是治疗糖尿病视网膜病变的有效方法，黄斑水肿者可选择格栅样光凝；对增殖前期及增殖期糖尿病视网膜病变可作全视网膜光凝。

采用玻璃体切割术，治疗新生血管引起的玻璃体积血长期不吸收、增殖及视网膜脱离等并发症。

八、中医诊治

糖尿病视网膜病变属中医"消渴目病""消渴内障"范畴。前人对本病早有认识，如《河间六书·宣明论方·消渴总论》指出，消渴证可"变为雀目与内障"。《儒门事亲·刘完素三消论》曰："夫消渴者，多变聋盲……之类。"《秘传证治要诀·三消》曰："三消久之，精血既亏。或目无视，或手足偏废如风疾。"[3]

（一）病因病机

结合临床病因可归纳为：禀赋不足、饮食失节、劳欲过度、病久阴损及阳等。

1. 阴虚燥热

素体阴亏或病久伤阴，虚火内生，火性炎上，上扰目窍，灼伤目中血络，血溢络外。

2. 气阴两虚

阴津不足，又燥邪伤气，气阴两亏，目失濡养，因虚致瘀，血络不畅而成内障。

3. 肝肾阴虚

劳欲过度或病久伤阴，素体肝肾阴亏，阴虚血燥，脉络淤阻，损伤目络。

4. 脾肾阳虚

禀赋不足，脏腑柔弱，又饮食不节，脾肾受损，致脾虚失运，痰湿内生，上蒙目窍。

5. 阴阳两虚

病程日久，阴损及阳，阴阳俱虚，病久入络，耗气伤津，气机失调，气血运行不畅，血脉淤滞，有形之物阻滞目络，神膏变性。

根据其基本病机演变：阴虚燥热→气阴两虚→肝肾阴虚→脾肾阳虚→阴阳两虚以及包括痰、瘀两个致病因素，其中医临床分期大体可分为早、中、晚三期。

（1）早期

阴虚燥热-气阴两虚：视力稍减退或正常，目睛干涩，或眼前少许黑花飘舞，眼底见视网膜少量微血管瘤、散在出血点和渗出，视网膜病变多为Ⅰ～Ⅱ期；可伴神疲乏力，气短懒言，口干咽燥，自汗，便干，舌淡，脉沉细无力。

（2）中期

肝肾阴虚-脾肾阳虚：视物模糊或变形，目睛干涩，眼底见视网膜广泛出血、渗出及棉绒斑，或见静脉串珠改变和微血管病变，或伴黄斑水肿，视网膜病变多为Ⅲ～Ⅳ期；可伴头晕耳鸣，腰膝酸软，肢体麻木，大便干结，舌暗红少苔，脉细涩，或可伴形寒肢冷、面浮肢肿、夜尿频多，舌淡胖，脉沉弱。

（3）晚期

阴阳两虚：视物模糊或不见，或暴盲，眼底见新生血管，玻璃体机化灶、增殖条带及牵拉性视网膜脱离，或玻璃体积血致眼底无法窥及，视网膜病变多为Ⅴ～Ⅵ期；可伴小便频数，面容憔悴，耳轮干枯，五心烦热，失眠健忘，腰膝酸软，畏寒肢冷，下肢水肿，阳痿或月经不调，大便溏结交替，舌淡胖少津或有瘀点，或唇舌紫暗，脉沉细无力。

（二）类证鉴别

本病需与络损暴盲进行鉴别[4]：本病的病因在于糖尿病，多为双眼，视力多缓慢下降，部分可突然下降，视网膜可见斑点状或大片出血、水肿、渗出、增殖膜，血管为动脉瘤、毛细血管闭塞、后期新生血管；络损暴盲多因血管硬化、高血压、结核等导致，多为单眼，视力多突然下降，视网膜可见火焰状出血、渗出，血管经脉扩张迂曲明显，亦可出现新生血管。

（三）辩证施治

临证要整体辨证与眼局部辨证相结合；首当辨虚实、寒热，根据眼底出血时间，酌加化瘀通络之品。早期出血以凉血化瘀为主，出血停止两周后以活血化瘀为主，后期加用化痰软坚散结之品。又根据微血管瘤、水肿、渗出等随证加减。

1.阴虚燥热证

（1）症状

视力轻度下降或正常，眼底见视网膜少量微血管瘤及点状出血，形体消瘦，大便干燥，口干舌燥，舌红苔少脉细。

（2）治法

养阴润燥，生津止渴。

（3）方药

沙参麦门冬汤加减。

沙参10 g、麦冬10 g、天花粉10 g 、玉竹10 g、扁豆10 g 、桑叶6 g、生甘草3 g。

（4）加减

眼底以微血管瘤为主加丹参、郁金、丹皮；以出血为主加三七等。

2.气阴两虚证

（1）症状

视力下降，或眼前黑影飘动，眼底可见黄斑水肿，视网膜渗出、出血等；面色少华，神疲乏力，少气懒言，咽干自汗，五心烦热；舌淡，脉虚无力。

（2）治法

益气养阴，活血利水。

（3）方药

六味地黄丸合生脉散加减。

熟地黄24 g、山药12 g、山萸肉12 g、泽泻9 g、茯苓9 g、牡丹皮9 g、人参9 g、麦冬9 g 、五味子6 g。

（4）加减

视网膜出血加生蒲黄、墨旱莲、三七活血化瘀；黄斑水肿、渗出明显加薏苡仁、车前子、猪苓等利水渗湿。

3.肝肾阴虚证

（1）症状

视物模糊或变形，目睛干涩，眼底见视网膜广泛出血、渗出及棉绒斑，或静脉串珠和微血管病变，伴黄斑水肿，头晕耳鸣，腰膝酸软，肢体麻木，大便干结，舌暗红少苔，脉细涩。

（2）治法

滋补肝肾

（3）方药

明目地黄汤加减。

熟地黄10 g、山萸肉10 g、山药10 g、泽泻6 g、丹皮6 g、茯苓10 g、当归10 g、白芍10 g、枸杞子10 g、菊花10 g、石决明10 g、蒺藜10 g。

（4）加减

黄斑渗出及水肿明显者，加山楂、昆布、海藻。

4.脾肾阳虚

（1）症状

视力严重下降，视物模糊、变形，有闪光感或眼前黑影遮挡，眼底见视网膜大量出血、渗出及棉绒斑，新生血管，伴形寒肢冷、面浮肢肿、夜尿频多，舌淡胖，脉沉弱。

（2）治法

温阳益气，利水消肿．

（3）方药

加味肾气丸加减。

熟地黄10 g、山药10 g、山萸肉10 g、泽泻6 g、茯苓10 g、丹皮6 g、肉桂6 g、炮附子6 g、牛膝10 g、车前子10 g。

（4）加减

视网膜水肿明显者加猪苓、泽兰利水渗湿；视网膜棉绒斑多者，加半夏、贝母、苍术化痰散结；夜尿频多者加巴戟天、淫羊藿、肉苁蓉等。出血久不吸收加三七、生蒲黄、花蕊石。

5.阴阳两虚证

（1）症状

视力严重下降，视物昏蒙，眼底有新生血管、玻璃体出血或纤维增殖，或并发视网膜脱离，伴小便频数，面容憔悴，耳轮干枯，五心烦热，失眠健忘，腰膝酸软，畏寒肢冷，下肢水肿，阳痿或月经不调，大便溏结交替，舌淡胖少津或有瘀点，或唇舌紫暗，脉沉细无力。

（2）治法

滋阴补阳，化痰祛瘀。

（3）方药

偏阴虚者选左归丸（《景岳全书》）加减。

熟地10 g、鹿角胶10 g、龟板胶10 g、山药10 g、枸杞10 g、山萸肉10 g、川牛膝10 g、菟丝子10 g。

偏阳虚者选右归丸（《景岳全书》）加减。

制附子6 g、肉桂6 g、鹿角胶10 g、熟地10 g、山萸肉10 g、枸杞10 g、山药10 g、菟丝子10 g、杜仲10 g、当归10 g、淫羊藿10 g。

（4）加减

出血久不吸收出现增殖加浙贝母、海藻、昆布。

（四）中成药

中成药的选用必须适合该品种的中医证型，切忌盲目使用。建议选用无糖颗粒型、胶囊剂、浓缩丸或片剂。

1.糖尿病视网膜病变血瘀证

复方丹参滴丸吞服或舌下含服，每次 10 丸，一日 3 次；或红花逐瘀明目胶囊 2～3 粒，口服，一日 3 次。

2.糖尿病视网膜病变非增殖期

中医辨证属气阴亏虚、肝肾不足、目络淤滞证。芪明颗粒：每次 1 袋，冲服，一日 3 次；或益肝复明胶囊 2 粒，口服，一日 3 次；

3.视网膜局部缺血疾患

银杏叶片，每次 2 片，口服，一日 3 次。

（五）针刺治疗

除新鲜出血和视网膜脱离者外，可用针刺疗法，局部选穴，取太阳、阳白、攒竹、球后、睛明、四白、承泣等穴，全身穴取百会、风池、合谷、足三里、三阴交、肝腧、肾腧、脾腧、阳陵泉、外关等。每次眼区局部取穴 1～2 个，全身取穴 3～5 个，根据辨证虚实施以补泻手法。

参考文献

［1］葛坚.眼科学［M］.2 版.北京：人民卫生出版社，2010：305-306.

［2］杨培增，范先群.眼科学［M］.9 版.北京：人民卫生出版社，2018：194-195.

［3］庞荣，马军玲.中医药针刺治疗糖尿病性视网膜病变的进展［J］.现代中西医结合杂志，2013，12（36）：4102-4104.

［4］彭清华.中医眼科学［M］.9 版.北京：中国中医药出版社，2014：187-191.

第六节　糖尿病胃轻瘫

一、概念

糖尿病性胃轻瘫（diabetic gastroparesis，DGP）是一种以胃排空延迟为特征的临床症状群，即糖尿病胃动力障碍，包括胃排空的极度延迟及有关的胃动力紊乱。糖尿病胃轻瘫是糖尿病的常见并发症之一，其发病率较高，约占糖尿病患者的50%～76%，在老年糖尿病患者中更为常见。

二、临床表现

临床症状多表现为早饱、恶心、呕吐、腹胀、食欲不振及上腹部疼痛等。糖尿病胃轻瘫不仅导致患者营养不良，还会影响口服药物吸收代谢，导致血糖控制不佳，严重影响患者的生活质量。

三、发病机制

糖尿病胃轻瘫的发病机制尚不明确，但受到多种因素的影响。自主神经病变、高血糖的影响及胃肠激素分泌紊乱、胃肠道微血管及平滑肌的病变以及幽门螺杆菌的感染可能是影响胃动力的主要因素。

（一）自主神经病变

糖尿病患者自主神经病变发生率为20%～40%，迷走神经和交感神经的退行性改变可能是导致DGP的重要因素。自主神经改变主要为神经细胞变性水肿、神经元细胞功能障碍、神经轴突脱髓鞘改变等，进而引起胃底、胃窦部收缩力减弱、胃排空延迟，导致胃轻瘫、胃潴留。

（二）高血糖

血糖的变化会引起胃排空速率的变化。研究显示，高血糖（16.0～20.0 mmol/L）可使糖尿病患者固体和液体在胃内的滞留时间及半排空时间延长。高血糖可抑制人体消化间期移行复合运动Ⅲ期相的出现，延缓胃排空。另外，胃排空障碍会引起血糖高峰延迟，对降糖药物、胰岛素的使用产生不利影响，患者血糖波动，形成恶性循环。

（三）胃肠内分泌功能失调

1.胃动素

胃动素是由十二指肠和空肠黏膜分泌的兴奋性胃肠激素，可使细胞内钙的浓度提高，加速胃排空。当糖尿病患者迷走神经病变时，胃动素分泌减少，消化间期移行复合运动Ⅲ期相明显减弱，胃排空速率减缓。

2.胃泌素

胃泌素由胃窦黏膜中G细胞分泌，其释放受迷走神经抑制性控制，生理量的胃泌素可刺激多种消化液的分泌，加速胃排空。但高浓度胃泌素可抑制胃的运动，当糖尿病患者血糖较高、自主神经病变时，患者胃泌素升高显著。研究显示，高浓度胃泌素可抑制消化间期胃窦部移行复合运动Ⅲ期活动，使空腹样胃肠运动转化为餐后样运动。

3.生长抑素

生长抑素不仅可抑制多种胃肠道激素的分泌和胃肠道蠕动，还可以抑制对葡萄糖、果糖、甘油三酯的吸收，降低血糖水平。糖尿病胃轻瘫患者血清生长抑素水平明显降低，对胃泌素的抑制作用减弱，高浓度胃泌素导致胃排空障碍。

4.胃饥饿素

胃饥饿素是一种由胃底黏膜分泌的脑肠肽，其作用与胃动素作用类似，均可加速胃排空速率，而糖尿病胃轻瘫患者胃饥饿素浓度明显减低。

（四）胃肠道微血管及平滑肌病变

糖尿病微血管病变可见毛细血管管腔狭窄、迂曲、增厚，进而导致胃肠道缺血，胃肠细胞功能破坏，胃排空延迟。毛细血管基底膜蛋白沉积，管壁增厚，内皮细胞增生是微血管病变发生的主要机制，高血糖、高血脂引起的血黏滞度增加、血管狭窄闭塞进一步加重了病变程度。糖尿病胃肠平滑肌病变可解释糖尿病胃轻瘫患者的胃动力障碍，研究显示糖尿病大鼠平滑肌病变导致肠管长度增加，管腔增大，肠道的收缩和传递功能受到影响，肠壁松弛性增加，最终导致胃肠排空延迟。

（五）幽门螺杆菌感染

研究表明，糖尿病胃轻瘫的发生与幽门螺杆菌感染有关，合并有幽门螺杆菌感染的糖尿病患者更易出现糖尿病胃轻瘫，且恶心、呕吐、早饱等症状较未感染者严重。

四、糖尿病胃轻瘫的诊断

（一）诊断标准

1.糖尿病病史；

2.存在持续性嗳气、饱胀、腹痛、厌食、恶心、呕吐等临床症状；

3.内窥镜和钡餐检查排除机械性梗阻；

4.同位素标记试验、胃排空试验、实时B超、胃压测定术、胃电图（糖尿病胃轻瘫）描记技术提示胃排空延迟。

部分糖尿病胃轻瘫患者可无临床症状，但不能否定糖尿病胃轻瘫的存在，如果检查证实有胃排空延迟，且排除上消化道、肝、胆、胰等器质性病变和影响胃肠动力药物的因素，糖尿病胃轻瘫的诊断便可确立。

（二）辅助检查

主要辅助检查包括以下几种[1, 2]。

1.胃排空闪烁扫描术

胃排空闪烁扫描术是诊断糖尿病胃轻瘫的金标准，其可用于测评固体或液体的半排空时间、固体滞留率以及食物在胃内的分布。患者通过吞咽锝标记的鸡蛋餐，4 h内通过每1 min测定一次的闪烁扫描值来测量胃排空情况，进食2 h后食物残留率＞60%或4 h残留率＞10%即可认为胃排空延迟。但此法价格昂贵、硬件要求高，在临床上难以全面展开。另外，胃排空易受血糖、药物、吸烟等多种因素的影响，因此在测试前应检测血糖浓度，使其低于10 mmol/L，并在测试前48～72 h停用可能影响胃排空的药物，测试当天避免吸烟，方可进行胃排空检测。

2.^{13}C呼气试验

^{13}C呼气试验通过摄入同位素标记的食物在肝脏内代谢为$^{13}CO_2$，并随着呼吸

排出，收集 $^{13}CO_2$ 呼吸样本，经质谱仪等多种仪器进行分析。此方法对于检测胃排空的敏感性、特异性均≥80%，且过程相对安全，价格适中，能够较好地运用于临床。但对于严重胃轻瘫患者，测试结果并不理想。

3.超声检查

超声检查包括2D超声和3D超声，其中3D超声相比2D超声能够更加精准地评估胃容量随时间变化的关系、幽门食物流率和胃窦蠕动情况，是一种有效、无创的检测胃排空方法。然而对于腹型肥胖或胃肠胀气的患者，测量结果及准确度会受到影响。

4.无线动力胶囊

无线动力胶囊内置传感器，可以检测胃肠道pH、压力等指数，也可以检测食物在各肠道区域的传输时间、全肠道通过时间和整个肠道的压力参数，并根据胃肠道各项动力指数诊断胃轻瘫。该方法由于存在胶囊滞留的风险，因此不适用于所有患者。

五、西医治疗

糖尿病胃轻瘫的西医处理主要以消除诱因、缓解胃肠道症状、优化血糖控制、改善营养状况为目标。

（一）治疗原发病

高血糖可引起胃节律异常及延缓胃排空。良好的血糖控制可进一步改善胃动力紊乱，应积极使糖尿病患者血糖控制在理想水平。建议合并胃轻瘫的2型糖尿病患者选择胰岛素控制血糖，其疗效优于口服降糖药物，而1型糖尿病患者可选择胰岛素泵进行治疗。

（二）饮食治疗

为减少餐后饱胀感，推荐少食多餐（6～8次/d）。低脂、低纤维饮食能减轻患者胃轻瘫症状，含有不可溶纤维素的食物或者是高脂肪含量的食物以及酒精等都会影响胃排空，应减少每次食物的摄取量，并停止吸烟。由于患有固体食物延缓排空的胃轻瘫患者液体排空经常仍存在，因此增加患者饮食中的液体含量是有益的。

（三）药物治疗

对于轻症患者，饮食调整和小剂量止吐药或一种动力促进剂有助于缓解症状。应避免接触可能加重消化道动力异常的药物。可延缓胃排空的药物包括：抗酸剂、抗胆碱能药、抗 β-肾上腺素受体激动剂，钙通道阻断剂、组胺 H2 -拮抗剂、α -干扰素、阿片类止痛剂、质子泵抑制剂等。常用药物有以下几种[3]：

1.甲氧氯普胺

甲氧氯普胺具有中枢止吐作用，可增加胃的收缩，改善幽门括约肌的松弛，对于改善餐后胀满和恶心有一定益处。但其长期疗效未被证实，在改善胃轻瘫症状和控制血糖方面没有显著的疗效。服用甲氧氯普胺在20% ～ 30% 患者中副作用明显，副作用包括一些神经系统不良反应（如困倦、易怒、锥体外系不良反应及张力障碍），主要因为其可通过血-脑屏障。也可发生迟发型运动障碍，这是一种以面部和舌头的非自主运动为特征的、罕见的、剂量依赖的不可逆不良反应。

2.红霉素与阿奇霉素

红霉素是一种胃动素激动剂，通过直接作用于胃动素受体、平滑肌及腓神经刺激胃窦收缩和促进胃排空，从而达到促胃动力作用。研究显示，长期使用红霉素会引起胃动素受体下调而产生耐受。红霉素的不良反应除了常见的消化道症状外，还能延长心电图 QT 间期，使猝死风险增加，甚至有可能改变肠道菌群而引起真菌感染。近年来，阿奇霉素在改善胃动力方面的效力受到了临床关注，因其作用时间较红霉素更为持久，不良反应更小，目前多用于临床。

3.多潘立酮

多潘立酮是一种多巴胺受体拮抗剂，其穿透血-脑屏障的能力较差，可直接阻断胃肠道D2受体，可增强胃动力，促进胃排空，有较好的止吐效应。但该药物可引起心电图QT间期延长，严重可导致心搏骤停、猝死。2014年欧洲药物风险评估委员会认为，多潘立酮可明显增加危及生命的心脏风险，故推荐在欧盟范围内限制其给药剂量，体重< 35 kg 的儿童和少年，口服剂量应为0.25mg / kg，每日不超过 3次，推荐体重> 35 kg 的青少年和成人口服剂量减少至10 mg，每日3次，且用药时间不超过 1 周。

4.止吐药

组胺拮抗剂（异丙嗪）、5-HT3 拮抗剂（昂丹司琼）等止吐药物也可用于胃轻瘫的治疗。

5.胃饥饿素类药物

胃饥饿素类药物由于其血浆浓度不稳定、半衰期短而被其激动剂所取代。RM-131 和 TZP-101 均为胃饥饿素受体激动剂，二者均可加快胃排空速率，后者具有较高亲和力，能加快 20% 糖尿病胃轻瘫患者的固体胃排空时间。

6.幽门螺杆菌根除治疗

一般采用质子泵抑制剂加甲硝唑、阿莫西林和克拉霉素等 3 种抗生素中的任意 2 种组成三联疗法或加用铋制剂等组成四联用药方案。

7.西沙比利与莫沙比利

西沙比利通过选择性作用于肌间神经丛5-HT4（5-羟色胺4）受体，促进神经节后纤维释放乙酰胆碱，从而增加胃窦收缩力。比胃复安和吗丁啉改善胃动力效果更强、药效作用更持久。西沙比利被认为是当前治疗胃肠动力障碍的首选药物。莫沙比利是新一代胃肠动力药，为高选择性5-HT4受体激动剂，通过激活胃肠道的胆碱能中间神经元及肌间神经丛的5-HT4受体，使之释放乙酰胆碱，产生上消化道促动力作用。同样剂量下，莫沙比利促进胃肠道动力的作用与西沙比利基本一样，但副作用小，无QT间期延长，偶见腹泻、软便等副作用。

8.马来酸替加色罗（泽马可）

泽马可是一种新型5-HT4受体部分激动剂，通过激活胃肠道5-HT4受体促进降钙素基因相关肽、P物质、乙酰胆碱等神经递质释放，从而增加胃肠道动力，抑制内脏感觉神经传入反射，降低内脏敏感性，较少产生受体脱敏导致的抗药反应，具有良好的耐受性和安全性。临床研究表明，口服和给予静脉滴注马来酸替加色罗对健康男性受试者的胃排空和小肠转运功能改善显著，有望成为糖尿病胃轻瘫的有效治疗药物。

9.其他药物

其他药物如奥曲肽、阿片受体激动剂马来酸曲美布汀、醛糖还原酶抑制剂依帕司他及镇吐药也逐渐应用于临床，但作用疗效有限且存在不良反应。

（四）非药物治疗

1.胃电起搏治疗

胃电起搏治疗是近年来的研究热点。体内胃电起搏能改善难治性糖尿病胃轻瘫患者的食欲和营养参数，同时恶心呕吐减少，远期效果良好。一项长期、无限制、开放标记的156位患者的追踪研究显示植入刺激电极可有效减轻药物无效的胃轻瘫症状。但并发症，如胃糜烂或感染，发生率为5%～10%。

2.内镜治疗

对一些病例可以试着开展胃内镜注射肉毒杆菌毒素治疗。有学者采用内镜下注射肉毒杆菌毒素降低幽门张力以增加胃排空，证明可改善DGP的症状。

3.手术治疗

主要用来治疗顽固的糖尿病胃轻瘫，病情严重的患者经以上治疗无效，并排除胆道及胰管梗阻者，可行手术治疗。目前多采用的术式有幽门成型术、幽门口扩张术、胃-空肠吻合术、胃窦切除术、胃造瘘术。Watkins等发现胃切除术能明显缓解DGP所致的难治性呕吐，且无反弹。

六、中医辨证施治

中医药在糖尿病胃轻瘫治疗方面具有一定的优势。因其疗效显著，药物不良反应少，可兼顾血糖及其他并发症，明显地减少本病的复发，因而已成为临床上治疗糖尿病胃轻瘫的较理想疗法，显示出了其优势及广阔的发展前景。

中医文献中虽无糖尿病胃轻瘫的病名，但对其确有较早的认识。明·孙一奎《赤水玄珠》记载："消渴……一日夜小便二十余度……载身不起，饮食减半，神色大瘁。……不能食者必传中满鼓胀。"即糖尿病人可出现饮食显著减少、腹胀的表现。《圣济总录·消渴门》曰："能食者，末传脑疽背；不能食者，末传中满膨胀。"也是对糖尿病发生胃轻瘫这一疾病过程的认识。

中医学将糖尿病归为"消渴病""消瘅"的范畴，而根据糖尿病胃轻瘫呕吐食物、痰涎诸物或干呕无声的临床特点，归属于中医学"消渴"兼"痞满""恶心""呕吐""反胃""积滞""胃缓"等范畴；其病位在胃，与脾关系密切。

（一）病因病机

1.中医对痞满的认识

痞满是以自觉心下痞塞、胸膈胀满、触之无形、按之柔软、压之无痛为主要症状的病症。痞满之病名最早见于《伤寒杂病论》，张仲景在书中明确提出："满而不痛者，此为痞。"同时他还将痞满与结胸作了类证鉴别："若心下满而硬痛者，此为结胸也……但满而不痛者，此为痞。"指出了痞满与结胸的区别在于是否存在疼痛的症状。朱丹溪在《丹溪心法·诸痞候》中言："痞者与否同，不通泰也。"并将痞满与胀满相鉴别："胀满内胀而外亦有形；痞者自觉痞闷，而外无胀急之形也。"指出痞满与胀满的根本区别在于是否存在外在的臌胀表现。明代张景岳亦在《景岳全书》中指出："痞者，痞塞不开之谓；满者，胀满不行之谓。盖满则近胀，而痞则不必近胀也。"

本病的病因主要包括以下几点：

（1）感受外邪

《伤寒杂病论》曰："脉浮而紧，而复下之，紧反入里，则作痞，按之自濡，但气痞耳。"指出外感表证未解而误下伤中，邪气乘虚内陷，结于胃脘，中焦气机升降失调而发为痞满。

（2）内伤饮食

《伤寒杂病论》云："谷不化，腹中雷鸣，心下痞硬而满。"饮食不节制，恣食生冷或肥甘厚味，损伤脾胃，运化失常，饮食停聚中焦，痰湿内生，气机不利，而发为痞满。

（3）情志失调

《景岳全书·痞满》言："怒气暴伤，肝气未平而痞。"肝气郁结，横犯脾胃，或忧思过度，脾气受损，均可导致脾胃纳运无力，气机失畅，发为痞满[4]。《景岳全书·痞满》言："凡有邪有滞而痞者，实痞也；无物无滞而痞者，虚痞也。"外邪内犯，饮食内停，痰湿中阻等所形成的痞证皆为有邪，属实痞；脾胃气虚，纳运无力，或胃阴不足，胃失濡润所致者为虚痞。本病治疗则多以调理脾胃升降、消痞除满为根本治则，根据虚实之不同，虚痞则补益脾胃兼疏导，实痞则消食理气，化痰祛湿[5]。

2.中医对呕吐的认识

呕吐是胃失和降，气逆于上，迫使饮食、痰涎等物自胃内上逆从口中吐出的一种病症。呕吐作为一个病名，始见于《素问·六元正纪大论》："少阳司天之政，气化运行先天，二之气，其病热郁于上，咳逆呕吐。"

中医对呕吐的病因也有较全面的认识，主要可归纳为下面四点：

（1）外邪犯胃

如《素问·举痛论》曰："寒气客于肠胃，厥逆上出，故痛而呕也。"《素问·至真要大论》曰："厥阴司天，风淫所胜，民病食则呕。""燥淫所胜，民病喜呕，偶有苦。""太阴之夏，湿变乃举……呕而密默，唾吐清液。""火气内发，上为口糜呃逆。"

（2）饮食不节

《素问·脉解篇》谓："食则呕者，物盛满而上溢，故呕也。"认为饮食过量、过食生冷或肥甘厚味，皆可伤脾滞胃，引起食积不化，胃气不降，上逆发为呕吐。

（3）情志失调

宋代医学家严用和在《重订严氏济生方》中言："忧思伤感，宿寒在胃，中脘伏痰……亦能令人呕吐，临证宜审之。"另外，《灵枢·经脉》曰："肝足厥阴之脉，是主肝所生病也，胸满呕逆。"提出肝失条达，横犯脾胃，胃气上逆，亦可发生呕吐。

（4）病后体虚

《诸病源候论》曰："呕吐者，皆出脾胃虚弱。"脾胃素虚，或大病过后，或劳倦过度，耗伤中气，胃虚而不受纳，脾虚而不运化，则食滞胃中，气机上逆成呕。

另外，尚有医家提出三焦气机失调致呕、肾虚致呕等观点，但并未得到广泛认同。呕吐的病机总属胃失和降，胃气上逆，病位在胃，与肝、脾的关系密切，治疗上大多以和胃降逆为治疗原则，根据病因将本病分为虚实两类，实则解表、消食、化痰、解郁；虚则健运脾胃、益气养阴。

（二）现代各医家对糖尿病胃轻瘫的认识

1.对病名的认识

传统中医没有与糖尿病胃轻瘫相对应的疾病，现代医家多将其归入"胃胀""痞满""恶心""呕吐""积滞""反胃""翻胃""胃缓"等范畴，缺乏统一的认识。

2.对病因病机的认识

目前大多数医家认为其主要病机为脾胃虚弱，脾失健运。

沈玉明认为本病的主要病机是脾胃虚弱为本，湿困、瘀血、气滞、痰阻、食滞为标。冯长根等认为，糖尿病胃轻瘫有糖尿病病史较长的特点，根据中医"久病必虚"之说，消渴日久，脾、胃之气受损，脾、胃虚弱，运化失常，胃失和降而致。梁幼稚认为，糖尿病胃轻瘫的基本病机是脾虚，而脾气虚弱，脾、胃运化失常，升降失调，将导致痰浊、血瘀、气滞等证。迟莉丽认为，脾虚失运是糖尿病胃轻瘫的发病之本，邪实干犯是本病发生的重要因素，即脏腑功能失调所产生的痰浊、水饮、血瘀等病理产物的积聚导致气机失和，脾虚失运，水湿不化，痰浊内生，进而浊瘀阻滞。另外，亦有医家提出不同的观点：郑世忠认为，糖尿病胃轻瘫的病机为肝、肾阴虚，肝失阴血濡润，血燥气郁，疏泄条达助脾、胃运化功能失常，肝木横犯脾土，致脾、胃运化失司，气机升降失常，痰浊积滞于体内，胃气上逆所致。衡先培认为，糖尿病胃轻瘫的病机有基本病机和前行病机两类，基本病机即脾失运化；前行病机为血瘀、痰浊、气郁、湿阻等。前行病机在导致脾虚的过程中都可以互相转化、滋生，形成多因素并存或虚实夹杂。刘桠认为：消渴患者先天禀赋不足，后天摄生失养，日久阴虚燥热，壮火食气，且久服药物更伤及脾胃，则导致脾胃亏虚、升降失调是其发病的中心环节，病变部位可涉及肺、肝、脾、肾，病证或虚、或实、或寒、或热、或气滞、或血瘀、或湿阻、或食滞，可因虚致实，亦可气、瘀、湿、食之邪久恋伤正，耗精损脾。本病多虚实夹杂，本虚标实。

3.辨证论治

崔雅忠将糖尿病胃轻瘫分为五型论治：

（1）脾胃虚弱型：以健脾益胃为治法；

（2）肝胃不和型，以疏肝和胃为治法；

（3）脾胃不和、寒热错杂型：以寒热并治、调和肠胃为治法；

（4）痰饮停胃型：以温胃化饮、健脾利水为治法；

（5）胃阴不足型：以滋阴养胃、降逆止呕为治法。

韩达伟等将糖尿病胃轻瘫分为三型论治：

（1）脾胃气虚型：治宜健脾益气、行气和胃；

（2）胃阴亏虚型：治宜滋阴养胃、行气和中；

（3）湿热中阻型，治宜清热化湿、和胃降浊。

罗黔粤等将糖尿病胃轻瘫分为五型论治：

（1）肝胃不和型：治宜疏肝和胃；

（2）痰湿中阻型：治宜化痰和中；

（3）胃中积热型：治宜清热通腑；

（4）胃阴不足型：治宜养阴益胃；

（5）脾胃气虚型：治宜健脾和胃。

高志扬认为糖尿病胃轻瘫可按下列证型论治：

（1）脾胃气虚型：治宜健脾运脾、升清益气；

（2）气阴两虚型：治宜益气养胃、生津和中；

（3）痰湿中阻型：治宜实脾祛痰、除湿降逆；

（4）气机郁滞型，治宜扶脾疏肝、理气和胃。

黄福斌等将糖尿病胃轻瘫分为五个证型论治：

（1）肝胃不和型：治用疏肝和胃法；

（2）痰湿中阻型：治用化痰和中法；

（3）胃中积热型：治用清热通腑法；

（4）胃阴不足型：治用养阴益胃法；

（5）脾胃气虚型； 治用健脾和胃法。

路杰云将糖尿病胃轻瘫分为六个证型论治：

（1）胃阴不足型：治用滋养胃阴法；

（2）脾胃气虚型：治用补气健脾法；

（3）脾胃虚寒型：治用温中和胃法；

（4）瘀阻胃络型：治用活血化瘀法；

（5）胃中积热型：治用清泄胃热法；

（6）肝胃不和型：治用疏肝和胃法。

传统中医对消渴、痞满以及呕吐均有较为详细的记载和论述，却未对其作为并病来认识，而目前各学者对糖尿病胃轻瘫的中医疾病归类认识不一，总之，糖尿病胃轻瘫的发生发展与脾脏关系十分密切，本病以脾失健运、胃失和降为主要病机，根据胃失和降、胃气上逆的程度不同，可将本病归为消渴并痞满、消渴并呕吐的范畴。

《素问·病机气宜保命集》曰："脾不能行气于脾胃，结而不散，则为痞。"脾、胃同居于中焦，二者以膜相连，互为表里。脾、胃同为气血生化之源，为后天之本，在人体内起着受纳、消化食物，吸收、输布水谷精微的生理作用。脾主运化是以胃的受纳、腐熟功能正常为前提，而胃的受纳腐熟功能也需脾来提供条件和能量。脾、胃位于人体中焦，脾气主升，胃气主降，为脏腑气机上下之枢纽，脾虚气陷则胃气失于和降。脾为阴脏，喜燥恶湿，胃为阳腑，喜润恶燥，二者燥湿相济，则受纳、运化功能正常。消渴病患者，脾胃虚弱，一方面影响其正常的受纳、运化功能，使饮食停积于中焦；另一方面，饮食停聚日久，郁而化热，对胃之阴液造成损伤；再者，饮食停聚，脾不运化，痰湿内生，湿困脾阳，以致脾胃虚寒。所以，本病脾、胃虚弱与饮食、痰饮共存形成虚实夹杂之象，而饮食积热与脾、胃虚寒并见则表现为寒热错杂之象。以上病机均可造成胃失和降、胃气上逆而成痞满。

呕吐与痞满的基本病机相类似，但症状表现却不同，关键在于气机上逆程度的轻重不同。以脾、胃虚弱为主者，上逆之象不重，则以饮食停聚的痞满为主要表现，而以胃失和降为主者，气机上逆之象严重，则以呕吐为主要临床表现。在脾主运化导致消渴的基础上日久导致气阴两伤。脾主运化水谷、水液，脾气虚则饮食水谷停聚中焦，痰饮内生，导致胃气上逆而成呕吐；阴虚则五脏六腑津液不足，胃阴不足而胃失濡润，虚热内生，气火上逆而发为呕吐。我们将消渴并呕吐分为胃虚痰阻气滞型和胃阴不足型两类加以辨证论治。

巢元方在《诸病源候论》中言："呕吐者，皆出脾胃虚弱。"消渴病病机以脾的运化机能下降，即脾失健运为关键，而脾虚不能运化水谷，则胃虚亦不能受纳水谷，食滞胃中，痰饮内生；另外，脾主运化水液，肺为水上之源，肾主水居于下，脾在水液代谢过程中起着枢纽的作用，水液布散至全身各处亦需要脾的生理功能正常；脾气虚弱、运化功能下降亦加重了痰饮积聚的程度；食积、痰饮阻碍气机，胃失和降，胃气上逆则成为胃虚痰阻气滞型的消渴并呕吐。

《灵枢·无味》曰："胃者，五脏六腑之海也，水谷皆入于胃。"胃主受纳，喜润恶燥，以通为用，以降为顺。胃阴乃胃中之津液，起着濡养胃腑、润泽水谷的作用，是胃受纳、腐熟食物，气机和降的物质基础。消渴病患者脾失健运，气血生化乏源，导致体内阴津阴液生化不足，五脏六腑缺乏滋润濡养，形成胃阴不足之证；同时气血生化不足，阴不制阳，阴虚生内热，灼伤阴津，导致胃阴虚；饮食停滞中焦，郁久化热亦消耗胃阴，而导致胃中阴液不足，以上原因均可导致胃阴虚，胃失于津液的濡润，和降失司，胃火上逆则发为呕吐。清代医家唐荣川在《血证论·脏腑病机论》中说："胃者，仓廪之官，主纳水谷……胃火炎上，则饥不能食，拒隔不纳，食入即吐。津液枯竭，则成隔食……气逆则哕。"指出胃阴不足以制约胃火，气火上逆则发为呕吐。

糖尿病胃轻瘫治疗以健脾益气、和胃降逆为总的治疗原则，可采用香砂六君子汤为基本方，以益气健脾、行气降逆兼以化湿除满。香砂六君子汤出自《医方集解》，古代医籍对本方记载较多，如《景岳全书》云："欲呕作呕，胃气虚也，补胃为主，或用香砂六君子汤。"《医方简义》云："子烦者，若气虚而胃不利者，亦有虚烦也，香砂六君子汤治之。"本方是在四君子汤基础上加陈皮、半夏、木香、砂仁四味药物化裁而来，具有益气健脾、行气化湿之功能，主治脾胃气虚，湿阻气滞。我们主要利用其健脾益气，兼以行气化痰之功，而根据消渴并痞满以及消渴并呕吐的病机及证型的不同合用相应方剂以期对证治疗。

消渴并痞满的主要病机为脾失健运，胃失和降，饮食停积化热，痰湿内生而困脾阳，以致脾胃虚寒而成寒热错杂；饮食、痰饮与脾胃虚弱并见而成虚实夹杂。

本病的治疗首当健脾益气，根据产生的病理因素相应予以行气化痰、平调寒热之法，脾气得复，寒去热除，则脾、胃升降相得，痞满可除。拟用方药为香砂六君子汤合半夏泻心汤加减。《伤寒论·辨太阳病脉证并治》："但满而不痛者，此为痞，柴胡不中与之，宜半夏泻心汤。"半夏泻心汤所治之痞满，原文中乃指小柴胡汤证误用泻下之法，损伤中阳，少阳邪热乘虚内陷，以致寒热错杂，而成心下痞。本方具有寒热平调、消痞散结之功效，主治寒热错杂之痞证，与本病的病机不谋而合，故用之以寒热平调，消痞散结。香砂六君子与半夏泻心汤二方相合，益脾、胃之气，化脾、胃之痰湿，调脾、胃之寒热，共奏扶正祛邪、消痞除满之功效。并根据消渴并痞满伴见症状的不同，将半夏泻心汤加减应用。

《伤寒论》曰："伤寒汗出解之后，胃中不和，心下痞硬，干噫食臭，胁下有水气，腹中雷鸣，下利者，生姜泻心汤主治。"生姜泻心汤适用于伤寒汗出，表证已解，但"胃中不和"或因发汗损伤脾、胃之气，或其人平素脾、胃虚弱以至邪气内陷，寒热错杂于中焦，脾、胃升降失常而生痞满之证。脾虚不运，胃气上逆，则干噫食臭，水气流动于胁下、肠间则肠鸣下利。所以若患者湿气不重，未困脾阳，饮食内阻化热，而表现为干噫食臭、腹中雷鸣下利，将半夏泻心汤减干姜加生姜用量，以和胃降逆、宣散水气，组成生姜泻心汤以和胃消痞，宣散水气。

《伤寒论》曰："伤寒中风，医反下之，其人下利日数十行，谷不化，腹中雷鸣，心下痞硬而满，干呕心烦不得安，医见心下痞，谓病不尽，复下之，其痞益甚，此非热结，但以胃中虚，客气上逆，故使硬也，甘草泻心汤主之。"原文中甘草泻心汤主治伤寒或中风，误下损伤中气，以至外邪乘虚内陷，致心下寒热错杂，气机逆乱、痞利俱甚之痞证。脾、胃虚弱，饮食水谷不得消化而下注，故腹中雷鸣，下利日数十次，且伴有不消化的食物；浊音不降，胃气上逆，则干呕心烦。故患者若以胃气虚弱为主且湿困脾阳较重而出现频繁下利、腹中雷鸣、干呕、心烦之胃气虚痞证，故以半夏泻心汤加重炙甘草用量以温中补虚而成甘草泻心汤以和胃补中，降逆消痞。

《伤寒论》曰："伤寒胸中有热，胃中有邪气，腹中痛，欲呕吐者，黄连汤主之。"原方主治胃脘至胸膈有热、腹中有寒邪的上热下寒欲呕之证，胸胃有热而气逆于上，故欲呕；腹中有寒，故腹中痛。若以胸脘痞闷、烦热欲呕，腹中痛或肠鸣泻利，苔白滑等为主症，半夏泻心汤加黄连用量以清上热，并去黄芩改用桂枝以温下寒，遂成黄连汤。

（三）分型论治

1.脾胃虚弱证

（1）临床表现
脘腹胀满，食后尤甚，频繁呃逆，体倦乏力，大便不行，舌苔厚腻，脉缓。

（2）证候分析
饮食不节或饮食失调，或过度劳倦，损伤脾胃，脾胃气虚，运化失常，故脘腹胀满、食后尤甚；胃失和降而出现频繁呃逆，脾气虚弱，气血生化不足，故有体倦乏力；气虚推动无力则大便不行，水湿不化，湿浊中阻，见苔厚腻，脉缓为脾虚之征。

（3）治法

健脾益胃。

（4）方剂

香砂六君子汤。

（5）方药

木香6 g、砂仁3 g、党参10 g、茯苓15 g、白术10 g、甘草10 g、陈皮10 g、半夏10 g。

（6）加减

伴有嗳腐吞酸者加用焦三仙各10 g以助消化；大便数日不行者加生白术30 g、枳实10 g、火麻仁15 g以健脾行气润肠；频繁呃逆者加柿子蒂、甘松各10 g以降逆和胃。

2.肝胃不和证

（1）临床表现

胁肋气胀满，心烦喜呕，食欲不振，频繁呃逆，大便不畅，舌苔薄白，脉弦。

（2）证候分析

情志不遂，导致肝失疏泄，肝郁气滞，肝经布两肋，故见胁肋胀满；肝气横逆犯胃，胃失和降，则有心烦喜呕、食欲不振、频繁呃逆，肝失疏泄，故大便不畅。脉弦为肝病表现。

（3）治法

疏肝和胃。

（4）方剂

柴胡舒肝散加减。

（5）方药

柴胡10 g、陈皮10 g、白芍10 g、枳壳10 g、川芎10 g、香附10 g、百合10 g、乌药10 g、甘草6 g。

（6）加减

肝气郁结化火者加用左金丸；胁肋疼痛重者可加用金铃子散；呕吐酸水者可加用海螵蛸、瓦楞子各20 g。

3.脾胃不和、寒热错杂证

（1）临床表现

上腹饱胀、嗳腐吞酸、嗳气、呕心、呕吐，遇生冷加重，上腹痛等，舌质淡红，苔白或微黄，脉缓或弦。

（2）证候分析

寒热中阻，胃肠不和，脾气不升，胃气不降，出现上腹饱胀、嗳气、恶心、呕吐等症，且遇寒加重；寒热错杂，胃中有热，可有嗳腐吞酸；寒热中阻，气机不畅，不通则痛，则上腹痛。舌质淡红、苔白为脾胃有寒，苔微黄为胃中有热，脉缓或弦为寒凝或气机不畅。

（3）治法

寒热并治，调和肠胃。

（4）方剂

半夏泻心汤加味。

（5）方药

太子参15 g、黄连9 g、黄芩10 g、法半夏10 g、干姜6 g、大枣15 g、砂仁6 g、百合10 g、台乌药10 g、甘草6 g。

（6）加减

脾虚湿盛者加山药10 g、炒苍术10 g以健脾燥湿；纳食不香者加鸡内金10 g、麦芽15 g以助消化。

4.痰饮停胃证

（1）临床表现

反复胃脘饱胀不适，不欲饮食，嗳气，恶心甚至呕吐，胃振水声阳性，舌苔白腻，脉滑。

（2）证候分析

劳倦过度或饮食失调，损伤脾胃，运化失司，水湿不化，停痰留饮，积于中脘，痰饮上逆，胃失和降，出现胃脘饱胀不适、不欲饮食、嗳气、恶心甚至呕吐，饮停于胃，则闻振水声。舌苔白腻、脉滑则为痰饮之象。

（3）治法

温胃化饮，健脾利水。

（4）方剂

茯苓泽泻汤加味。

（5）方药

茯苓20 g、泽泻10 g、甘草6 g、桂枝6 g、生姜3片、白术9 g、制半夏9 g。

（6）加减

乏力气短明显者加党参10 g、生黄芪30 g以健脾益气；纳差可加焦三仙、鸡内金各10 g以健脾开胃。

5.胃阴不足证

（1）临床表现

口干咽燥，食后饱胀或疼痛，时有干呕，呃逆，或便秘纳差，舌红少津，苔薄黄，脉细数。

（2）证候分析

肝气郁结化火或热病之后，耗伤胃阴，以致胃失濡养、气失和降，故有食后饱胀或疼痛，时有干呕、呃逆，或便秘纳差；由于津液耗伤，不得上承，因而口干咽燥；舌红少津、脉细数为胃阴不足之征。苔薄黄为内有虚热。

（3）治法

滋阴养胃，降逆止呕。

（4）方剂

麦门冬汤加减。

（5）方药

太子参15 g、沙参15 g、花粉15 g、生地15 g、石斛12 g、白芍12 g、姜半夏12 g、竹茹12 g、佛手12 g、芦根15 g、甘草10 g。

（6）加减

腹痛甚者加香附、元胡各10 g以理气止痛；大便干结者加火麻仁、郁李仁各10 g以润肠通便。

（四）中成药治疗

1.香砂枳术丸（水丸）

（1）组成

木香、砂仁、党参、茯苓、白术、枳实等。

（2）用法

每次6g，每日2次。

（3）适应症

适用于脾、胃虚弱兼有气滞型胃轻瘫。

2.沉香舒气丸（水丸）

（1）组成

沉香、砂仁、青皮、厚朴、元胡、柴胡、槟榔等。

（2）用法

每次6g，每日2次。

（3）适应症

适用于肝郁气滞、肝胃不和引起的胃轻瘫。

3.越鞠保和丸（水丸）

（1）组成

香附、川芎、苍术、神曲、枳实、白术、山楂、莱菔子等。

（2）用法

每次6g，每日2次。

（3）适应症

适用于气滞食滞、脾胃不和引起的胃轻瘫。

4.摩罗丹（水丸）

（1）组成

百合、麦冬、石斛、茯苓、乌药、白芍、三七、元参、当归等。

（2）用法

每次9g，每日3次。

（3）适应症

适用于胃阴不足，脾胃不和、胃气上逆引起的胃轻瘫。

（五）中医适宜技术

1.艾灸

（1）暴露脊背部，以温和灸灸胃腧、脾腧、三焦腧，每次20 min，每日

1次。

（2）患者取坐位，以温和灸灸中脘、章门、太溪、三阴交，每次 20 min，每日 1 次。

灸 10 天，休息 3 天，再开始下一个 10 天。

艾灸有温通经络、行气活血、祛湿逐寒、消肿散结及防病保健作用。中脘穴为胃之募穴，募穴为脏腑之气汇聚之处，而艾灸比针刺的范围要大，所以关元穴也在灸治范围内。足三里为阳明胃肠经合穴，艾灸能振奋脾、胃阳气，恢复胃、肠蠕动功能。章门穴为脏会穴，统治五脏疾病。取中脘、胃腧腧募相配，加足三里可通降胃气、和胃健脾、理中降逆。脾腧、章门调补脾气。三阴交为足三阴经交会穴，能健脾益气养阴。通过调补脾、胃，使脾得健运、水谷运化、水液输布正常，胃能受纳腐熟和降，脾、胃一升一降，共同完成饮食的消化、吸收。

2.捏脊疗法

操作步骤：

（1）患者取俯卧位，暴露脊背部。医者双手半握拳，两食指抵于脊背之上，再以双手拇指伸向食指前方，把皮肤捏起，而后食指向前，拇指向后退，作翻转动作，两手同时向前移动，从长强穴开始，沿督脉由下向上随捏，随按，随拿，随推，随捻，随提，随放，捏至大椎穴，如此反复9遍。可重点提捏脾腧、胃腧、肝腧、肾腧等穴。

（2）两手拇指垂直放于患者脊椎两侧，从患者颈部自上而下推按夹脊穴；然后拇指沿督脉自命门至大椎，两侧沿膀胱经自肝腧至肾腧各直推 10 次。

（3）双手掌根部擦夹脊穴9遍。所用力度以患者能耐受为宜，每次 15～20 min。

3.针刺疗法

取双侧内关、足三里、三阴交及中脘穴。患者取仰卧位，常规消毒后，用 0.3 mm×40 mm 无菌针灸针，根据患者胖瘦不同，直刺 20～35 mm，足三里用补法，内关、三阴交、中脘用平补平泻法，针刺得气后，留针 30 min，每日 1 次。

4.耳穴压豆

临床常用穴位有大肠腧、直肠腧、交感腧、皮质下腧、内分泌腧、肺腧、脾腧、肾腧、胃腧等。从经络学上讲，耳是人体脏腑器官的一个全息图。《灵枢·邪气脏腑病形》云："十二经脉，三百六十五络，其血气皆上于面而走空窍……其别气走于耳而为听。"人体脏腑通过十二经络均直接或间接与耳联系。耳穴贴压法通过对耳穴的刺激，达到平衡阴阳、调理脏腑、疏通经络之目的。从西医学观点来看，耳郭有丰富的神经分布，尤其迷走神经单独分布于耳郭专门支配内脏活动，这为耳穴刺激调节内脏功能提供了客观的理论依据。

5. 中药穴位贴敷

临床选穴位以神阙、天枢、中脘、足三里等为主。穴位贴敷疗法是将中药制成软膏或药饼贴于相应穴位上，通过穴位对药物的吸收经过经络进而产生治疗的作用。选择皮肤、角质层比较薄的地方，及对全身调节脏腑气血阴阳作用较强的穴位，促其药性从毛孔而入腠理，通经贯络，直达病所。

参考文献

［1］Pop-Busui R，Boulton A J，Feldman E L，et al. Diabetic neuropathy：a position statement by the American Diabetes Association ［J］. Diabetes Care，2017，40（1）：136-154.

［2］Kempler P，Amarenco G，Freeman R，et al. Gastrointestinal autonomic neuropathy，erectile，bladder and sudomotor dysfunction in patients with diabetes mellitus ［J］. Diabetes Metab Res Rev，2011，27（7）：665-677.

［3］陆广华，滕香宇，任颖，等. 糖尿病胃动力障碍和促胃动力药的作用［J］. 中华内分泌代谢杂志，2003（3）：58-61.

［4］迟莉丽. 糖尿病性胃轻瘫的病因病机探讨及证治 ［J］. 现代中西医结合杂志，2004，13（17）：2267-2268.

第七节　糖尿病足

一、概　念

糖尿病足是常见的糖尿病慢性并发症之一，是指糖尿病患者由于合并神经病变及各种不同程度末梢血管病变而导致下肢感染、溃疡形成和深部组织的破坏。糖尿病足发生是内因（局部缺血、神经病变）和外因（创伤和感染）反复作用的结果。几乎所有糖尿病足均有局部缺血、神经病变和感染，其中最主要是缺血。神经病变累及感觉神经，使足部保护性感觉丧失，形成典型的无知觉足，是发生神经性溃疡的主要原因。无知觉足在反复的机械性压力下发生无菌性、炎性组织自溶，形成压迫性溃疡。糖尿病患者全身及局部防御机能减退，容易发生感染。烫伤、擦伤、挤压伤，也是糖尿病患者致残、致死和能力丧失的重要原因。糖尿病高危足是指糖尿病患者未出现足溃疡但存在周围神经病变，不管是否存在足畸形或周围动脉病变或足溃疡史或截肢（趾）史。糖尿病足是导致糖尿病患者截肢致残的主要原因[1]。因糖尿病足而截肢不但给患者造成痛苦，而且使其增添了巨大的经济负担。

二、发病机制

糖尿病患者由于长期血糖控制不达标等原因导致微血管及大血管病变，从而导致足部神经细胞缺血损伤。

三、分型及临床表现

（一）临床类型

根据糖尿病足部病变的性质，可分为湿性坏疽、干性坏疽和混合性坏疽3种临床类型[1]。

1.湿性坏疽

临床所见到的糖尿病足多为此种类型，约占糖尿病足的3/4。多因肢端循环及微循环障碍，常伴有周围神经病变、皮肤损伤感染化脓。局部常有红、肿、热、痛、功能障碍，严重者伴有全身不适、毒血症或败血症等临床表现。

2.干性坏疽

糖尿病患者的足部干性坏疽较少，仅占足坏疽病人的1/20，多发生在糖尿病患者肢端动脉及小动脉粥样硬化，血管腔严重狭窄；或动脉血栓形成，致使血管腔阻塞，血流逐渐或骤然中断，但静脉血流仍然畅通，造成局部组织液减少，导致阻塞动脉所供血的远端肢体的相应区域发生干性坏疽，其坏疽的程度与血管阻塞部位和程度相关。较小动脉阻塞则坏疽面积较小常形成灶性干性坏死，较大动脉阻塞则干性坏疽的面积较大，甚至整个肢端完全坏死。肢端干性坏疽时常并有其他部位血管栓塞，如脑血栓、冠心病等。

3.混合性坏疽

糖尿病患者混合性坏疽较干性坏疽稍多见，约占糖尿病足病人的1/6。因肢端某一部位动脉阻塞，血流不畅，引起干性坏疽；而另一部分合并感染化脓。混合性坏疽的特点是：混合性坏疽是湿性坏疽和干性坏疽的病灶，同时发生在同一个肢端的不同部位。混合坏疽患者一般病情较重，溃烂部位较多，面积较大，常涉及大部或全部足。感染重时可有全身不适，体温及白细胞增高，毒血症或败血症发生。

（二）分级、分型

1.Wagner 分级

0级：有发生足溃疡危险因素，但无溃疡

1级：皮肤表面溃疡，无感染

2级：较深的溃疡，常合并软组织炎，无脓肿或骨的感染

3级：深部感染，伴有骨组织病变或脓肿

4级：局限性坏疽（趾、足跟或前足背）

5级：全足坏疽

2.Texas 分级法

分级	临床表现	分期	临床表现
1	足部溃疡病史	A	无感染无缺血
2	表浅溃疡	B	合并感染
3	溃疡深达肌腱	C	合并缺血
4	溃疡累及关节	D	合并感染和缺血

3.奚氏糖尿病足坏疽五大分型

（1）皮肤变性皮损型（水疱、湿糜、皲裂、胼胝性溃疡、趾甲甲癣）

（2）肌腱筋膜变性坏死型（筋疽）

（3）血管闭塞缺血坏死型（脱疽）

（4）末梢神经变性麻痹型

（5）趾跖骨变性萎缩型（皮肤→肌腱筋膜→血管→神经→骨）

（三）临床表现

1.肢体缺血

患足皮肤干燥无汗，肢端发凉、干枯、苍白或发绀，毳毛脱落，趾端瘀黑，或呈干性坏死，伴间歇性跛行、静息痛剧烈。劲动脉、腹主动脉及股动脉可听到吹风样杂音，足背及胫后动脉搏动消失。

2.神经功能障碍

患足麻木或刺痛、发凉，对称性双足感觉障碍，或肢体疼痛，患足掌踏地有踩棉絮感。或有烧灼性疼痛，或伴放射痛，肢体感觉敏感。

3.感染

（1）肌腱筋膜变性坏死

患足高度肿胀，张力较高；局部色红、灼热，逐渐皮下积液，波动感增强，切开或破溃后，肌腱变性，呈灰白色，弹性、柔韧性减退，水肿增粗。创面及周围组织红肿，呈湿性坏死。病情发展急骤，可迅速蔓延全足及小腿。

（2）皮肤病变

皮肤水疱，破溃形成糜烂，或慢性浅溃疡。或趾丫糜烂、潮红、渗出，皮肤轻度肿胀。或因甲癣等诱发甲沟炎而红肿化脓。或足掌等处出现跖疣性溃疡。

（3）足部骨病变

表现为趾骨吸收，足部萎缩，关节畸形，肢端怕冷。或表现为糖尿病坏疽感染引起的趾骨骨髓炎。

四、实验室检查[2]

（一）神经系统检查

1.10 g尼龙丝检查法

该方法是较为简便的感觉神经检测方法，要具备一根特制的尼龙丝（其弯曲

45°能够产生 10 g 的压力）。检查开始前，通常在患者手掌或前臂试用该尼龙丝 2～3 次，让患者感受 10 g 尼龙丝产生压力的正常感觉。测试应对双侧足部进行检查；每个检查点施压时间约 2～3 s，时间不宜过长；检查部位应避开胼胝、水疱和溃疡面等；建议检测点为第 1、3、5 趾腹，第 1、3、5 跖骨头处，足心，足掌外侧，足跟及足背第 1、2 跖骨间共 10 个点，患者有 2 个或 2 个以上感觉异常点则视为异常。

2. 振动觉

该检查是对深部组织感觉的半定量检查。在进行前，首先将振动的音叉柄置于患者乳突处让其感受音叉的振动，然后分别置于双足的骨性凸起部位进行比较检查（第 1 跖趾关节内侧，内外踝）。

3. 痛觉、温觉

同第五章第一节内容。

4. 神经传导速度（NCV）

同第五章第一节内容。

（二）血管病变检查

1. 体检

通过触诊，扪及股动脉、腘动脉、足背动脉和（或）胫后动脉搏动了解下肢血管状况。

2. 皮肤温度检查

红外线皮肤温度检查是一种简单、实用的评估局部血供的方法，最好采用温度差判断肢体血供。

3. 踝动脉/肱动脉血压比值，又称踝肱指数（ABI）

ABI 反映的是肢体的血运状况，正常值为 0.9～1.3，0.71～0.89 为轻度缺血，0.5～0.7 为中度缺血，<0.5 为重度缺血，重度缺血的患者容易发生下肢（趾）坏疽。如果踝动脉收缩压过高，如高于 200 mmHg（1 mmHg=0.133 kPa）或 ABI>1.3，则应高度怀疑患者有下肢动脉钙化，部分 ABI 正常患者，可能存在假阴性，可采用平板运动试验或趾臂指数（TBI）测定来纠正。

4.经皮氧分压（TcPO$_2$）

正常人足背 TcPO$_2$＞40 mmHg；如＜30 mmHg 提示周围血液供应不足，足部易发生溃疡，或已有的溃疡难以愈合；如 TcPO$_2$＜20 mmHg，足溃疡几乎没有愈合的可能。

5.血管影像检查

包括动脉彩色多普勒超声检查、CT 血管造影（CTA）、磁共振血管造影（MRA）和数字减影血管造影（DSA）。

五、诊　断

1.符合糖尿病诊断；

2.具有下肢缺血的临床表现；

3.辅助检查提示下肢血管病变：静息时 ABI＜0.9，或静息时 ABI＞0.9，但运动时出现下肢不适症状，行踏车平板试验后 ABI 降低 15%～20% 或影像学提示血管存在狭窄。

六、西医治疗

（一）治疗目标及治疗策略[2]

1.治疗目标

预防全身动脉粥样硬化疾病的进展，预防心、脑血管事件的发生，降低糖尿病足患者死亡率；预防缺血导致的溃疡和肢端坏疽，预防截肢或降低截肢平面，改善间歇性跛行患者的下肢肢体功能状态。

2.治疗策略

（1）一级预防——防止或延缓神经病变、周围血管病变的发生。

（2）二级预防——缓解症状，延缓神经病变、周围血管病变的进展。

（3）三级预防——血运重建，溃疡综合治疗，降低截肢率和心血管事件发生率。

（二）内科治疗

1.良好的代谢管理

2.下肢运动康复治疗

3.药物治疗

（1）扩张血管药物治疗

目前临床所用的血管扩张药包括脂微球前列地尔注射液、贝前列素钠、西洛他唑、盐酸沙格雷酯、萘呋胺、丁咯地尔和己酮可可碱等。

（2）抗血小板药物治疗

在糖尿病足患者，氯吡格雷是有适应证的抗血小板药物，与阿司匹林相比，氯吡格雷联合阿司匹林的抗血小板治疗能显著降低其全因死亡率发生，但严重出血的风险轻度增加。

（3）抗凝血药物治疗

目前常用的抗凝血药物是肝素、低分子肝素及口服抗凝血药物。

（三）手术干预治疗

清创在糖尿病足病治疗中是至关重要的一个环节，过早或过迟的清创都不利于启动、维持伤口的正常修复过程。感染性创面一旦评估明确后，即可进行初始锐器清创或自溶性清创处理。对于气性坏疽或坏死性筋膜炎的足部感染，应紧急予以相应的外科处置。对于缺血性溃疡，必须在充分改善下肢血供、缺血组织充分度过再灌注损伤期后，再予实施锐器清创。下面将介绍目前国内外糖尿病足常用的清创技术。

1.自溶性清创

（1）特点

自溶性清创一种高选择性的自然清创技术。使用封闭或半封闭湿性伤口敷料（如水凝胶、水胶体、蜂蜜）软化清除坏死组织。潮湿、腐坏的伤口不需要湿化。藻酸盐、水凝胶、亲水纤维敷料最适合自溶性清创。自溶性清创是一种相对慢的清创方法。

（2）适应症

只有小部分坏死组织时，可以在其他清创方法前使用；用于维持清创或者作为其他清创方式的辅助手段；或是当伤口疼痛，其余方式不适合时。

（3）禁忌症

不建议将保湿敷料用于局部缺血和（或）干性坏疽伤口；不可用作感染伤口的唯一处理方式。

（4）技能层次/环境要求

知识技能要求较低（高风险病人应会诊）；可在病人家中、普外科或者住院部使用。

2.锐性清创

（1）特点

锐性清创是利用手术刀和（或）血管钳去除胼胝及基底部坏死组织直到可见活体组织，是一种清创较快的方法。可以重复多次。

（2）适应症

为了降低截肢风险需要尽快使伤口愈合，对于复杂性糖尿病足有重要意义。

（3）禁忌症

接受抗凝治疗的患者；血管状况差者。

（4）技能层次/环境要求

需要在血管状况已知的情况下，由多学科合作做出决策；需要由经过专业训练的医生在特定环境下进行。

3.手术清创

（1）特点

手术清创是最直接的清创方式，切除无生命力组织，包括伤口周围的健康组织，直到创建一个有健康出血的基底面。

（2）适应症

为了减低截肢风险需要尽快使伤口达到愈合，对于复杂性糖尿病足具有至关重要的意义。

（3）禁忌症

无法接受麻醉、手术者。

（4）技能层次/环境要求

由经过培训的外科医生以及足病专家多学科合作进行决策。

4.超声清创

（1）特点

超声清创直接或通过雾化溶液将超声波传递至伤口基底，是一种可选择、效果较明显的清创方式。低频率的超声可以维持温和清创。

（2）适应症

为了降低截肢风险需要尽快使伤口愈合，对于复杂性糖尿病足具有至关重要的意义。

（3）禁忌症

血管畸形；易出血；恶性肿瘤；接受过放射性治疗；接受过大剂量 X 射线照射。

（4）技能层次/环境要求

高频超声使用者需要经过专业培训，设备需在特定环境下使用；低频超声可以在社区使用。

5.蛆虫疗法

（1）特点

利用绿色肉蝇（丝光绿蝇）的幼虫清除腐肉及坏死组织是一种值得选择的清创方法，清创效果快。蛆虫疗法还可以清除伤口中的病原体（可能是由于抗菌物质或伤口刺激效应）。幼虫可以分散放置于伤口内或者用袋装敷料。

（2）适应症

作为锐性清创的辅助方法或者帮助不适合锐性清创或手术清创的病人加快清创；感染伤口，包括耐甲氧西林葡萄球菌和β-溶血性链球菌感染的伤口。

（3）禁忌症

不推荐用作糖尿病足伴神经病变患者的唯一清创方式，因为幼虫不能去除胼胝；对于伤口大量渗出、凝血功能障碍、伤口需要密闭的患者应谨慎使用。

（4）技能层次/环境要求

需由有一定经验及能力的专科医生做决策，但可由一般从业人员执行。

6.水疗清创（喷射灌洗）

（1）特点

利用高速的盐水水流创造局部真空环境，剪除并移除坏死组织，是一种可以选择，高度控制性的清创方法。需要在伤口基底精确可视的情况下使用。

（2）适应症

为了减低截肢风险需要尽快使伤口达到愈合，对于复杂性糖尿病足具有至关重要的意义。

（3）禁忌症

接受抗凝治疗的患者。

7.创面处理误区

（1）未做充分评估即行清创，特别是未做下肢血管的评估就清创，导致创面继续缺血、坏死扩大。

（2）清创不彻底，减压引流不充分，感染不能得到及时有效控制。

（3）对骨髓炎及骨组织破坏评估不到位，必须清扫的坏死骨组织或截肢（截趾）未作处理，使创面久治不愈。

（4）在创面处理过程中，不重视全身的综合治疗配合（包括营养支持治疗、并发症及合并症的处理）。

（5）对一些难愈性溃疡未进行组织或细胞学检查，从而漏诊一些少见或罕见的皮肤或肌肉组织疾病，包括皮肤结核、脓皮病、皮肤湿疹样癌、基底细胞癌、鳞癌、恶性黑色素瘤、皮脂腺癌、Kaposi肉瘤等。

七、中医辨证论治

中医学文献中并无与糖尿病足相对应的病名，但是其描述的症状表现类似于糖尿病足的表现。早在《灵枢·痈疽篇》就有记载："发于足趾名曰脱疽，其状赤黑，死不治；不赤黑不死，不衰急斩之，不则死矣。"后世医家多根据糖尿病足的临床表现如肢体末端疼痛、感染、溃疡、坏疽等，将之归属为中医的"消渴""脱疽"的范畴，认为糖尿病足基本病因病机是久病消渴，气阴两虚，致燥热内结，耗灼营血，络脉瘀阻，热毒内蕴，热毒湿热瘀血相互搏结而化腐成脓；或筋骨皮肉失去气血津液濡养，致气血瘀阻，逐渐干黑而成。至疾病后期常表现为成脓后久不溃破或溃后难愈、肉芽苍白、生长缓慢等一派气阴两虚、血不养筋、络脉瘀阻的证候。其中气阴两虚为本，湿热壅盛、瘀血阻络为标，瘀血、湿热既是气阴两虚的病理产物，又是消渴导致脱疽的中心环节[3]。

（一）分型论治

1.脾虚络阻型

（1）症状

神疲乏力，面色萎黄，肢体麻木，肌肉萎缩无力，汗出减少，皮肤干燥，温热觉及痛觉障碍，苔薄白或白腻，脉细或细滑。

（2）治法

益气健脾，祛湿通络。

（3）方药

参苓白术散加减。

2.瘀血阻络型

（1）症状

患肢发凉，酸楚作痛，痛有定处，状如针刺，下肢肌肤暗红或青紫，肢端有瘀斑，抬高患肢皮肤苍白，步态跛行，夜间疼痛加剧，趺阳脉减弱或消失，舌紫暗或有瘀斑，苔薄白，脉细涩。

（2）治法

行气活血，化瘀止痛。

（3）方药

血府逐瘀汤加减。

3.热毒炽盛型

（1）症状

患肢剧痛，昼轻夜重，皮色暗红，渐变为紫黑色，肉枯筋萎，或下肢局部红肿热痛，溃破腐烂，脓液恶臭，甚则五趾相传，波及足背，伴发热、口渴、便秘、尿黄赤。舌质暗红或红绛，苔薄黄或灰黑，脉弦数或洪数。

（3）治法

清热解毒，活血止痛。

（4）方药

四妙勇安汤加味。

4.气血两虚型

（1）症状

患肢坏死组织脱落，疼痛较轻，疮口脓液清稀，愈合缓慢，神疲乏力，少气懒言，心悸失眠，自汗，舌淡胖，苔薄白，脉细弱。

（2）治法

补气养血，托里生肌。

（3）方药

八珍汤加味。

5.肝肾亏虚型

（1）症状

疮口反复溃脓不愈，脓出稀薄，或有死骨，伴精神萎靡，腰膝酸软，苔薄白，脉细无力。

（2）治法

补益肝肾，强筋壮骨。

（3）方药

六味地黄汤加减

（二）外治法 [3]

1.未溃者

可辨证选用解毒通络、活血散寒外用方：当归、桑枝、威灵仙。水煎外洗，适用于肢体麻木、发凉者。黄柏、金银花、紫花地丁、蒲公英、红花外洗，适用于局部红肿热痛者。

2.溃破后

外用清热解毒外用方，促进去腐生肌，创面较大，坏死组织难以脱落者，可用"蚕食清创法"。

八、糖尿病足的预防

（一）预防糖尿病足的发生 [4]

建议病人使用有保护作用的足部用品。指导病人足部护理的知识。仔细给每一个就诊病人检查足部。有问题者在病历中做出"注意足部"的标记。糖尿病病人每年进行足部常规检查。

糖尿病患者日常足部护理要点：温水洗足、擦干涂搽润肤霜，检查足部，按摩足及下肢。

禁止：赤足行走，用热水袋等热源自行处理足部疾患。

正确的洗脚方法：不要过分浸泡双脚，使用中性的肥皂。用手或温度计测量水的温度，用浅色软毛巾擦干脚趾间的水分，并检查有无出血和渗液，保持脚趾间干爽。

每天检查足部，重点检查足底、趾间及足部变形部位，每日检查双脚，有助于及时发现潜在的问题。在良好的光线下检查，如果眼睛不好，戴上眼镜，看不清楚的地方使用镜子或请人帮忙。

（二）足部日常检查与护理

1.内容

各种损伤、擦伤、水疱、皮肤干燥、郓裂，鸡眼和胼胝（老茧），皮肤温度、颜色。趾甲异常肿胀、溃汤、感染（霉菌感染）。

2.足部护理方法

涂搽润肤霜、按摩足及下肢：使用皮肤护理膏或霜，同时适当按摩足部，注意不要将护理霜涂抹于足趾间或溃疡伤口上。严重的足跟皲裂，可以使用含尿素的特殊皲裂霜。

糖尿病患者修剪趾甲的原则：洗脚后趾甲较软时，修剪趾甲最好。修剪时，不要剪得太短，沿趾甲缘平平地修剪趾甲，挫圆两边脚趾甲，细心修剪趾甲。

剪趾甲时应注意：确保能看得很清楚直着修剪，避免边上剪得过深，挫圆边角尖锐的部分，不要让趾甲长得过长，出现问题及时找医生。

（三）糖尿病足患者鞋袜使用的原则

1.袜子

使用浅色，吸水性、透气性好，松软性，棉线、羊毛袜子，不宜太小或太大。袜腰口宽松，袜子的内部接缝不能太粗糙、无破洞，每日换洗。

1.糖尿病患者选择鞋子的原则

圆头、厚底、宽松、软皮面、帆布面、透气性好、尺码略大（0.5～1 cm）的鞋，内部平整光滑，用手感觉鞋的内衬，摸不到任何粗糙接缝。禁穿高跟鞋、尖头鞋、凉鞋。

2.买鞋、穿鞋时的注意事项

下午时间买鞋，因为脚在下午会有肿胀。买鞋时，需穿着袜子试鞋。两只脚同时试穿，新鞋穿20～30 min后应脱下，检查双脚是否有压红的区域或摩擦的痕迹。新鞋试穿：每天穿1～2 h开始，逐渐增加穿着时间，确保及时发现潜在的问题。穿鞋前，应检查鞋里是否存在粗糙的接缝或异物，不要穿外露脚趾的凉鞋，也不要赤脚穿鞋。

提醒糖尿病足患者牢记：

不要自行使用鸡眼膏治疗鸡眼和胼胝；

不要在热沙或水泥地上赤足行走；

不要离取暖器等热源太近；

不要使用暖脚壶；

不要使用电热毯；

不要吸烟。

（四）糖尿病足患者的运动

做腿部运动对改善下肢血液循环有益：

1.提脚尖

脚尖提起、放下，重复20次。试着以单脚承受全身力量来做。

2.抬脚跟

手抓紧椅子，踮起脚尖，提起、弯下，同时踮脚尖绕椅子走数圈。

3.弯膝

手扶椅子，做10次弯膝运动，愈低愈好，背部保持挺直。

4.坐椅运动

双臂交叉胸前，坐下、起立，10次。

5.上楼梯运动

垫脚尖，快速走上楼梯。

6.抗衡运动

面向墙，双手抵住墙，双手的高度不宜超过肩膀高度，双脚伸直在后，双臂弯曲，身体挺直，身体往前靠，重复做10次。

研究提示：大多数糖尿病足部溃疡的形成，与患者站立或行走过程中，溃疡部位反复承受的较高压力直接相关。不合适的鞋、袜、垫引起反复压力刺激，影响局部循环，引起皮肤损伤，表皮角化增生，压力刺激恶化，局部缺血加重，破损、鸡眼、溃疡、坏疽。

（五）足部常见问题的处理

如果患者足部不慎受伤，对于小的伤口，正确的处理方法是：

（1）用清水或盐水清洗伤口。

（2）轻轻拭干。

（3）用医用敷料覆盖。

（4）每天更换敷料。

警示：如果伤口在24～48 h内没有好转迹象，或局部出现红、热、肿等表现，即使患者感觉不到任何疼痛，也应立即去医院进行处理。因为神经病变可能使患者感觉不到任何疼痛。

1.胼胝

（1）发生原因

胼胝发生在有压力或摩擦的部位，通常与不合适的鞋袜有关。如果忽视或治疗不充分就会发生溃疡。

（2）处理方法

专业人员用手术刀定期进行清除。不要用角质溶解剂和偏方药膏、胶布等治疗，这些药物会腐蚀周围组织引起溃烂、坏死。任何胼胝只要有出血征象、变色、水疱形成等表现时，应临床急诊处理。

（3）预防

应穿合脚鞋子，不穿尖头鞋、高跟鞋，防止脚部受压迫和摩擦。

2.足（趾）癣

（1）原因

脚部皮肤潮湿，易受真菌感染，发生足癣。

（2）表现

常表现为多个小的发痒水疱，有神经病变时可能无瘙痒。

（3）治疗

使用抗真菌药膏（如脚气灵软膏、惠氏软膏、达克宁霜等）涂于患处，或用抗真菌药粉扑于鞋内，防止真菌繁殖。应及时治疗，避免恶化造成溃烂。

（4）预防

每天洗足、更换袜子，穿着透气性好的鞋袜，保持足部干燥。

3.水疱

（1）原因

由于血液循环不良，足部软组织变薄、皮肤干燥，如局部受到挤压或摩擦时，很容易导致水疱发生。

（2）处理

一旦有水疱发生，尽量避免切开，消毒后以敷料包扎或抽排疱液，排空水疱内容物，用消毒敷料包扎，保护水疱干枯后形成痂皮，切勿强性剥脱。个别水疱需切开包扎，给予抗生素治疗。

（3）预防

穿着适合的鞋袜可减少产生水疱的机会。

为了预防糖尿病患者足部疾病的发生，应做到：

①全面控制血糖及代谢异常；

②正确的日常足部护理；

③每天自我检查双脚；

④选择舒适的鞋、袜；

⑤至少每年一次到医院检查足部并发症；

⑥有任何问题，及时联系糖尿病医生。

九、中医辨证护理

（一）寒凝血瘀，脉络阻滞

1.主证

肢端坏疽，颜色发黑，创面渗出物较少，肢体发凉怕冷，疼痛麻木，感觉迟钝，皮肤苍白，舌苔薄白舌黯红，脉沉细弱。

2.治则

清热利湿，化瘀通络。饮食宜低糖、低盐、清热利湿之食物，如赤小豆、冬瓜、薏仁等，也可以用玉米须、白茅根煎水代茶饮，忌辛辣刺激厚味食物。

中药汤药予四妙散加减，局部中药熏洗法选用黄柏、黄连、乳香、没药、赤芍药、红花等清热利湿，活血消肿。

注意尽可能清除溃烂组织，以利于溃疡愈合。

（二）湿热下注，淤血内阻型

1.主证

肢端坏疽，溃烂肉腐，颜色紫红，创面渗出物较多，肢体肿胀，疼痛剧烈，肢体发红，小便黄赤，舌黯红，苔黄腻，脉濡数。

2.治则

清热解毒，凉血活血。

饮食宜低糖，以清淡易消化为原则，发热时暂可给流质或半流质食物，退热后可改为软饭，多予生地黄、麦门冬、绿豆、荸荠等生津养阴之品。

中药药汤予仙方活命饮或四妙勇安汤加减，局部中药熏洗法可选用大黄、黄柏、蒲公英、忍冬藤、土茯苓等清热解毒。

注意切开排脓引流，保持引流通畅，如坏死组织较多，采用蚕食方法逐渐清除。

（三）热毒炽盛，阴伤血瘀型

1.主证

肢端坏疽，肉腐糜烂，灼热肿痛，创面有脓性组织渗出，明显紫黑，伴有高热，神昏，口舌多饮，舌紫黯，苔黄燥，脉细数。

2.治则

补益气血，祛瘀通络，敛疮生肌。

饮食以温补为主，如紫河车、羊肉、鹿肉、大枣等可配合淮山药、黄芪等。

中药汤药选用八珍汤加减，局部中药熏洗法可用黄芪、川芎、当归、血竭、儿茶等益气活血，敛疮生肌。

注意加强支持治疗。

（四）气阴两虚，精伤血瘀证

1.主证

本证为坏疽后期，表现为肢端溃烂，新肉不生，愈合迟缓，皮肤干燥，肌肉萎缩或头晕，乏力，目涩，舌黯淡，脉细弱或细涩。

2.治则

温阳通络，活血化瘀。

饮食宜忌糖。多选用温性的食物，如羊肉、鸡肉、虾、洋葱、大枣、生姜等。

中药汤药予黄芪桂枝五物汤加减。局部创面中药熏洗法选用桂枝、附子、忍冬藤、丹参等温阳益气、活血通络。

注意肢端保暖。

十、情志护理

糖尿病足是重要的慢性并发症，往往使患者产生情绪低落、抑郁、恐惧等不良情绪。在糖尿病的发生、发展及复发中，情志因素起重要作用。正如清·叶天士《临证指南医案·三消论》中所说："心境愁郁，内火自然，乃消症大病。"[3]所以情志护理很重要，帮助患者正确认识糖尿病的发展与转归，采取积极的态度和有效的应对措施，并且给予自始至终的心理支持，从而使病人树立战胜疾病的信心。采取以下护理对策：

1.尽量让患者发泄心中的郁闷。通过具体分析、解释，消除患者顾虑和悲观失望的心态，提高患者自信心，使患者克服自卑感，用善良的语言给予患者关心和支持。

2.加强与患者家属的沟通，支持家属陪护，从而了解患者的期望，耐心指导并取得其信任。

3.与医生协商，尽量让患者参与治疗方案的确定，以调动患者的主观能动性，建立共同参与的新型医患、护患关系。使患者能平静地接受治疗，使治疗效果达到最佳。

糖尿病患者因病程长，足部坏疽伴有恶臭，给患者带来巨大精神负担，患者常有自卑心理，易产生焦虑情绪。因此，要掌握患者的性格特点、心理变化，充分理解患者的处境和情绪状态，进行安慰鼓励，适时疏导，使患者心态稳定，使治疗顺利进行，促进患者的康复。

了解患者的担忧及期望，耐心解释病情；告诉患者精神因素可影响血糖波动。心理护理也是重要的糖尿病足的护理措施。

参考文献

［1］　曹烨民.糖尿病下肢病变中医治疗思路［M］.北京：中国中医药出版社，2008.

［2］　中国医疗保健国际交流促进会糖尿病足病分会.中国糖尿病足诊治指南［M］.中华医学杂志，2017，97（4）：251~258.

［3］　衡先培.实用糖尿病中西医治疗［M］.北京：人民军医出版社，2006.

［4］　李中琴.糖尿病足部溃疡的病因分析及护理［J］.临床合理用药杂志，2010，3（21）：120.

［5］　樊红荣.糖尿病足患者的中医护理［J］.当代医学，2008（12）14-24；155.

第六章　糖尿病防治中的三级预防

一级预防的目标是控制2型糖尿病的危险因素，预防2型糖尿病的发生；二级预防的目标是早发现、早诊断和早治疗2型糖尿病，在已诊断的患者中预防糖尿病并发症的发生；三级预防的目标是延缓已发生的糖尿病并发症的进展、降低致残率和死亡率，并改善患者的生存质量。

第一节　一级预防

2型糖尿病的一级预防指在一般人群中开展健康教育，提高人群对糖尿病防治的知晓度和参与度，倡导合理膳食、控制体重、适量运动、限盐、控烟、限酒、心理平衡的健康生活方式，提高社区人群的糖尿病防治意识。多项随机对照研究显示，糖耐量减低（IGT）人群接受适当的生活方式干预可延迟或预防2型糖尿病的发生。中国大庆研究的生活方式干预组推荐患者增加蔬菜摄入量、减少酒精和单糖的摄入量，鼓励超重或肥胖患者（BMI>25 kg/m²）减轻体重，增加日常活动量，每天进行至少20 min的中等强度活动；生活方式干预6年，可使以后14年的2型糖尿病累计发生风险下降43%。芬兰糖尿病预防研究（DPS）的生活方式干预组推荐个体化饮食和运动指导，每天至少进行30 min有氧运动和阻力锻炼，目标是体重减少5%，脂肪摄入量<总热量的30%；该研究平均随访7年，结果表明该生活方式可使2型糖尿病发生风险下降43%。美国预防糖尿病计划（DPP）研究的生活方式干预组推荐患者摄入脂肪热量<25%的低脂饮食，如果体重减轻未达到标准，则进行热量限制；生活方式干预组中50%的患者体重减轻了7%，74%的患者可以坚持每周至少150 min中等强度的运动；生活方式干预3年可使IGT进展为2型糖尿病的风险下降58%。随访累计达10年后，生活方式干预组体重虽然有所回升，但其预防2型糖尿病的益处仍然存在。此外，在其他国

家的IGT患者中开展的生活方式干预研究也同样证实了生活方式干预预防2型糖尿病发生的有效性。

糖尿病前期患者应通过饮食控制和运动以降低糖尿病的发生风险，并定期随访及给予社会心理支持，以确保患者的生活方式改变能够长期坚持下来；定期检查血糖；同时密切关注其他心血管危险因素（如吸烟、高血压、血脂异常等），并给予适当的干预措施。

第二节　二级预防

2型糖尿病防治中的二级预防指在高危人群中开展疾病筛查、健康干预等，指导其进行自我管理。

一、高危人群的定义

（一）成年人中糖尿病高危人群的定义

在成年（＞18岁）人中，具有下列任何一个及以上的糖尿病危险因素者：

1.年龄≥40岁；

2.有糖尿病前期（糖耐量减低、空腹血糖升高或两者同时存在）史；

3.超重（BMI≥24 kg/m²）或肥胖（BMI≥28 kg/m²）和（或）中心型肥胖（男性腰围≥90 cm，女性腰围≥85 cm）；

4.静坐生活方式；

5.一级亲属中有2型糖尿病家族史；

6.有妊娠期糖尿病史的妇女；

7.高血压［收缩压≥140 mmHg（1 mmHg=0.133 kPa）和（或）舒张压≥90 mmHg］，或正在接受降压治疗；

8.血脂异常［高密度脂蛋白胆固醇（HDL-C）≤0.91 mmol/L 和（或）甘油三酯（TG）≥2.22 mmol/L］，或正在接受调脂治疗；

9.动脉粥样硬化性心血管疾病（ASCVD）；

10.有一过性类固醇糖尿病病史；

11.多囊卵巢综合征（PCOS）或伴有与胰岛素抵抗相关的临床状态（如黑棘

皮征等）；

12.长期接受抗精神病药物和（或）抗抑郁药物治疗和他汀类药物治疗的。

在上述各项中，糖尿病前期人群及中心型肥胖是2型糖尿病最重要的高危人群，其中IGT人群每年约有6%～10%的个体成为2型糖尿病病人。

（二）儿童和青少年中糖尿病高危人群的定义

在儿童和青少年（≤18岁）中，超重（BMI＞相应年龄、性别的第85百分位）或肥胖（BMI＞相应年龄、性别的第95百分位）且合并下列任何一个危险因素者：

1.一级或二级亲属中有2型糖尿病家族史；

2.存在与胰岛素抵抗相关的临床状态（如黑棘皮征、高血压、血脂异常、PCOS、出生体重小于胎龄者）；

3.母亲怀孕时有糖尿病史或被诊断为妊娠糖尿病（GDM）。

二、高危人群的糖尿病筛查

高危人群的发现可以通过居民健康档案、基本公共卫生服务和机会性筛查（如在健康体检中或在进行其他疾病的诊疗时）等渠道。糖尿病筛查有助于早期发现糖尿病，提高糖尿病及其并发症的防治水平。因此，应针对高危人群进行糖尿病筛查。

（一）糖尿病筛查的年龄和频率

对于成年人的糖尿病高危人群，宜及早开始进行糖尿病筛查。对于儿童和青少年的糖尿病高危人群，宜从10岁开始，但青春期提前的个体则推荐从青春期开始。首次筛查结果正常者，宜每3年至少重复筛查一次。

（二）糖尿病筛查的方法

对于具有至少一项危险因素的高危人群应进一步进行空腹血糖或任意点血糖筛查。其中空腹血糖筛查是简单易行的方法，宜作为常规的筛查方法，但有漏诊的可能性。如果空腹血糖≥6.1 mmol/L 或任意点血糖≥7.8 mmol/L 时，建议行OGTT（空腹血糖和糖负荷后2 h血糖）。

也推荐采用中国糖尿病风险评分表，对20～74岁普通人群进行糖尿病风险评估。该评分表的制定源自2007至2008年全国14省、自治区及直辖市的糖尿病流行病学调查数据，评分值的范围为 0～51 分，总分≥25 分者应进行 OGTT。

三、药物干预预防 2 型糖尿病

在糖尿病前期人群中进行药物干预的临床试验结果显示，降糖药物二甲双胍、α-糖苷酶抑制剂、噻唑烷二酮类药物（TZDs）、GLP-1 受体激动剂以及减肥药奥利司他等药物治疗可以降低糖尿病前期人群发生糖尿病的风险。其中，二甲双胍和阿卡波糖在糖尿病前期人群中长期应用的安全性证据较为充分，而其他药物长期应用时则需要全面考虑花费、不良反应、耐受性等因素。然而，由于目前尚无充分的证据表明药物干预具有长期疗效和卫生经济学益处，故国内外相关指南尚未广泛推荐药物干预作为预防糖尿病的主要手段。对于糖尿病前期个体，只有在强化生活方式干预 6 个月效果不佳，且合并有其他危险因素者，方可考虑药物干预，但必须充分评估效益/风险比和效益/费用比，并且做好充分的医患沟通和随访。需要指出的是，目前已经完成的药物预防糖尿病的临床研究并未采用生活方式干预失败的患者作为研究对象，因此，对生活方式干预无效的糖尿病前期患者是否对药物干预敏感尚无临床证据。

四、血糖控制

糖尿病控制与并发症试验（DCCT）、英国前瞻性糖尿病研究（UKPDS）等严格控制血糖的临床研究结果提示，在处于糖尿病早期阶段的患者中，严格控制血糖可以显著降低糖尿病微血管病变的发生风险。随后的长期随访结果显示，早期进行严格控制血糖与长期随访中糖尿病微血管病变、心肌梗死及死亡的发生风险下降相关。这表明，对新诊断的 2 型糖尿病患者，早期进行严格血糖控制可以降低糖尿病微血管和大血管病变的发生。

对于新诊断、年轻、无并发症或合并症的 2 型糖尿病患者，建议及早进行严格的血糖控制，以降低糖尿病并发症的发生风险。

五、血压控制、血脂控制、阿司匹林应用及中医药应用

英国前瞻性糖尿病研究（UKPDS）结果显示，在新诊断的 2 型糖尿病患者中，强化血压控制不但可以显著降低糖尿病大血管病变的发生风险，还可显著降低微血管病变的发生风险。高血压最佳治疗试验（HOT）以及其他抗高血压治疗临床试验的糖尿病亚组分析结果也显示，强化血压控制可以降低无明显血管并发

症的糖尿病患者发生心血管病变的风险。

英国心脏保护研究-糖尿病亚组分析（HPS-DM）、阿托伐他汀糖尿病协作研究（CARDS）等大型临床研究结果显示，在没有明显血管并发症的糖尿病患者中，采用他汀类药物降低低密度脂蛋白胆固醇（LDL-C）的策略可以降低心血管事件的发生风险。

在多个临床试验进行系统评价的结果显示，具有心血管疾病高危因素的 2 型糖尿病患者中，阿司匹林对心血管疾病具有一定的保护作用。

中医认为，糖尿病合并高脂血症的主要发病机制为气阴两虚兼挟瘀血。本组患者采用中西医结合方法，在口服降糖药物同时使用中药益气养阴，活血化瘀降脂，可用黄芪、桑葚益气养阴；丹参、三七、山楂、决明子活血化瘀。研究表明，山楂和决明子有明确的降低血脂的作用，采用中西医结合方法治疗糖尿病合并高脂血症有明确的疗效。在纠正糖尿病患者脂代谢紊乱，降低其动脉粥样硬化和冠心病、脑血管病等并发症的发病率有一定作用[1]。

第三节　三级预防

一、继续血糖、血压、血脂控制

强化血糖控制可以降低已经发生的早期糖尿病微血管病变（如非增殖期视网膜病变、微量白蛋白尿等）进一步发展的风险。但在糖尿病病程较长、年龄较大且具有多个心血管危险因素或已经发生过心血管疾病的人群中，强化血糖控制对降低心血管事件和死亡发生风险的效应较弱。相反，控制糖尿病心血管风险行动（ACCORD）研究结果还显示，在上述人群中，强化血糖控制与全因死亡风险增加存在相关性。已有充分的临床研究证据表明，在已经发生过心血管疾病的 2 型糖尿病患者中，应采用降压、调脂或阿司匹林联合治疗，以降低 2 型糖尿病患者再次发生心血管事件和死亡的风险。

二、对已出现糖尿病并发症后的自我保障

（一）出现糖尿病性冠心病的日常保健

中医学中无糖尿病性冠心病这一病名，根据其临床症状、体征当属"消渴""胸痹""真心痛"等范畴。中医治疗本病基于辨证论治，注重整体调节，标本兼顾。

糖尿病性冠心病的日常保健原则：

1.起居有常

这对糖尿病合并冠心病的患者来说是极为重要的一个方面，因为休息和睡眠对糖尿病和冠心病都是极为重要的，可以减轻心脏负担，减轻心绞痛发生的机会和速度，使心脏得到充分休息。

2.严格控制饮食

在严格遵守糖尿病食谱的基础上，必须尽量减少动物脂肪和胆固醇的摄入，同时为防止高血压的发生，应减少钠的摄入，必要时加用降压药。

3.戒烟

（二）出现糖尿病性高血压的日常保健

1.严格控制饮食；

2.减轻体重；

3.注意胰岛素用量，严格控制血糖；

4.合理选择药物，严密监测离子；

5.防止直立性低血压。

（三）出现糖尿病足的日常保健

《灵枢·痈疽》曰："发于足指，名脱痈，其状赤黑，死不治；不赤黑，不死。不衰，急斩之，不则死矣。"这是我国传统医学对糖尿病足病的诊断治疗最早的描述。晋代皇甫谧在《针灸甲乙经》中将"脱痈"改为"脱疽"，首次提出"脱疽"病名。我国首部外科学专著《刘涓子鬼遗方》亦称其为"脱疽"。此外，我国历代医家所论述的"脱骨疽""蛀节疔""手足甲疽""敦疽""十指零落"等均与糖尿病足病相关。明代王肯堂《证治准绳·疡医》认为大趾患者为脱疽，其

他各趾患者为敦疽。临床上脱疽好发于四肢末端，以下肢为多见，初起患肢末端发凉、怕冷、麻木，可伴间歇性跛行，继则疼痛剧烈，日久患趾（指）坏死变黑，甚至趾（指）节脱落[2]。

其保健原则为：

（1）做好足部的保护；

（2）做好足部的监护；

（3）注意防止小的损伤；

（4）改善下肢和足部的血液循环；

（5）积极治疗和预防感染；

（6）坚持运动；

（7）戒烟。

（四）出现糖尿病肾病的日常保健

1.蛋白尿期

初期：肝木克脾土，脾土克肾水；中期：脾肾不藏。

2.血肌酐升高

初期：浊阴不降；中期：浊阴泛滥；晚期：心肾衰败。本在任督，真精受伤，标在浊毒，内伏手足少阴。其病传变，本在脾肾水土相克，标在后天藏纳失司。

3.蛋白尿

初期：局部以平肝和营、驱风镇阴为治，整体则辨证审因，令水火土政令复原。中期：以健脾肾藏摄为要，整体补母泻子，并以甘药平调阴阳。

4.肾病形成

浊毒潜伏肾水是诱因，其毒不发露而深植于精髓、筋肉、血脉，糖尿病之内火横风引动，相合为患，导致肾脏损伤。因此，解毒是治疗原则之一，常用菊花、金银花、蒲公英、玄参等药物，且可以制温药之燥性。

5.肾衰竭阶段

可以用中药延缓肾衰竭，具体治法是养心、疏肝、健脾、补肾、清肺、活血、降逆、通经理气，以上诸法并施，起到平调阴阳、延年益寿之功[3]。

其保健原则为：

（1）积极治疗和控制原发病；

（2）严格监测，防微杜渐；

（3）严格控制血压，合理选择药物；

（4）防止糖尿病的各种并发症和感染；

（5）坚持低蛋白、低磷饮食；

（6）避免使用对肾脏有毒害作用的药物[4]。

参考文献

［1］汪何，吕雄.中西医结合治疗2型糖尿病并高脂血症3例［J］.广东医学，2002，23（2）：201.

［2］王萍，余丹丹.糖尿病足病中医诊治思路探析［J］.糖尿病足，2018（201）：83.

［3］韩世辉.糖尿病肾病的中医病机及用药［J］.中国中医药现代远程教育，2018（274）：83.

［4］南征，高彦彬.中西医结合治疗糖尿病［M］.北京：人民卫生出版社，2002：389-393.

第七章 糖尿病的中医康复护理

糖尿病归属"消渴"范畴,以多饮、多食、多尿、身体消瘦和尿浊、尿有甜味为主要特征。中医认为其病因为素体阴虚,饮食不节,情志失调,劳欲过度,致肺燥、胃热、肾虚[1]。随着糖尿病发病率逐年上升,糖尿病慢性并发症严重威胁糖尿病患者的生命质量,给家庭带来了沉重的经济负担[2]。其病机主要是燥热偏盛,阴津亏耗,若迁延日久,阴损及阳,可致气阴两虚或阴阳俱虚。若失治误治,如果护理不当,常可并发雀目、耳聋、疮疡、泄泻、水肿及中风等症。目前国家大力弘扬和发展中医,中医在糖尿病各期治疗中凸显了其简便验廉、便于操作的特色,疗效突出。临床上不仅要辨证论治,而且还要辨证施护,并予以正确的康复指导,如此方可以使治疗效果显著,患者受益,值得在临床上推广应用[3]。

第一节 糖尿病前期的护理

一、健康教育

空腹血糖受损和糖耐量减低(餐后血糖超标)如果不干预,20年间将有93%进展为糖尿病。中医护理在糖尿病前期的护理中地位显赫。在此期,一定要做好健康教育,通过健康教育后,患者对糖尿病基本的知识的知晓率显著提高,并自觉地改变了不良生活方式,学会了自我管理,增强了自我保健意识,降低糖尿病前期患者进展为糖尿病的发生率,提高了患者生活质量。

二、生活方式干预

（一）饮食

1.控制总热量的摄入。

2.合理安排各种营养成分比例。

3.定时定量进餐。

4.饮食清淡，低脂、少油、少糖、少盐，限制饮酒，坚决戒烟。推荐的烹调方式有炖、清蒸、烩、凉拌、煮、汆、煲，避免油炸等。

（二）运动

运动可以增强体质、提高胰岛素的敏感性及身体抵抗力，原则上进行有氧运动，坚持持之以恒、循序渐进的原则。天水市中医医院以中医理论为基础，汲取太极、八段锦、五禽戏之精华，以五音调五脏，传承创新，创编了一套中医经络养生操，具有通经络、调气血、养脏腑、平阴阳之功效，可怡情养性，疏导情志，强身健体，糖尿病前期患者、糖尿病患者使用后受益匪浅。

（三）情志方面

正确认识本病，重视但不害怕，进行五音调理，保持情绪稳定，积极配合治疗。

（四）积极治疗原发病因

避免诱发因素，争取达到：

1.超重或肥胖（BMI达到或接近24 kg/m²）者，体重至少下降7%。

2.每日饮食总热量至少减少400～500千卡。

3.饱和脂肪酸摄入占总脂肪酸摄入的30%以下。

4.中等强度体力活动至少保持在150分钟/周。

（五）特色技术

辨证选用穴位贴敷配合特定电磁波治疗。选穴为：足三里、神阙、气海、关元等；艾灸治疗等。

第二节　糖尿病中医护理及康复指导

一、健康教育

使糖尿病病人了解糖尿病的有关知识，学会自我治疗所需的技能，并能以乐观积极的心态接受治疗。

二、饮食指导

根据身高、体重、年龄、体力活动强度，计算每日的总热量，合理分配餐次。碳水化合物占总能量的50%～60%，蛋白质占总能量的15%～20%，脂肪占总能量的20%～30%，饱和脂肪酸的摄入量不超过饮食总能量的10%；不宜摄入反式脂肪酸；胆固醇摄入量<300 mg/d；食盐摄入量限制在6 g/d以内，伴有高血压、水肿者每日摄入盐量不超过2 g；少食坚果类、油炸类食物及甜食；平衡膳食，定时定量进餐。

（一）肝胃郁热证

宜食开郁清热之品，如苦瓜、黄瓜、丝瓜、芹菜、莲子、银耳等。
食疗方：苦瓜山药烧豆腐、凉拌黄瓜、丝瓜炒蘑菇等。

（二）胃肠实热证

宜食清利胃肠实热之品，如芦荟、马齿苋、苦瓜、冬瓜、荞麦、燕麦片等。
食疗方：凉拌马齿苋、冬瓜炒竹笋、苦丁茶等。

（三）脾虚胃热证

宜食补脾清胃热之品，如山药、粟米、高粱、菠菜、赤小豆、鱼肉等。
食疗方：山药芡实瘦肉饮等。

（四）上热下寒证

宜食清上温下之品。如白萝卜、狗肉、党参、鲜芦根等。
食疗方：白萝卜汁等。

（五）阴虚火旺证

宜食滋阴降火之品，如甲鱼、老鸭、莲子、百合、银耳、茼蒿、枸杞子、桑葚等。

食疗方：菊花茶、枸杞茶、银耳莲子百合饮等。

（六）气阴两虚证

宜食益气养阴之品，如瘦肉、蛋类、鱼肉、山药等。

食疗方：皮蛋瘦肉粥等。

（七）阴阳两虚证

宜食温益肾阳、补肾滋阴之品，如牛肉、羊肉、虾仁、韭菜、猪胰、干姜、黑豆、黑芝麻等等。

食疗方：韭菜炒虾仁、香菇木耳汤等。

三、运动指导

1.根据病情选择合适的有氧运动方式，如太极拳、气功、八段锦、五禽戏、中医经络养生操、散步、快走、慢跑、游泳等；运动项目的选择要与患者的年龄、病情、经济、文化背景及体质相适应。每周进行2次轻度或中度阻力性肌肉运动。

2.运动选择在饭后1 h（第一口饭记时）左右，运动频率和时间为每周至少150 min，如一周运动5 d、每次30 min，运动后脉搏宜控制在170-年龄（次/分钟）左右，以周身发热、微微出汗、精神愉悦为宜。

3.血糖＞16.7 mmol/L、合并糖尿病急性代谢并发症及各种心、肾等器官严重慢性并发症者暂不宜运动。

4.血糖＜5.5 mmol/L运动前需适量补充含糖食物如饼干、面包等。

四、生活起居

1.环境温、湿度适宜，顺应四时及时增减衣物。

2.起居有常，戒烟限酒。

3.保持眼、口腔、会阴、皮肤等清洁卫生。

4.建立较完善的糖尿病教育管理体系，通过糖尿病健康大讲堂、小组式教育或个体化的饮食和运动指导，为患者提供生活方式干预和药物治疗的个体化指导。

五、情志调理

1.护士多与患者沟通，了解其心理状态，增强其与慢性疾病作斗争的信心，保持乐观心态。

2.鼓励家属理解、支持患者，避免不良情绪的影响。

3.组织形式多样、寓教于乐的病友活动，开展同伴支持教育，介绍成功的病例，鼓励参与社会活动。

4.应用中医七情归属，了解患者情志状态，指导采用移情易性的方法，分散患者对疾病的注意力，改变其不良习性。

六、自我监测

1.学会自我规范监测血糖、血压、体重、腰围、臀围等，养成良好的记录习惯。

2.每3个月检查1次糖化血红蛋白、心电图，每6个月检查肝/肾功能、血脂、尿微量蛋白等。

3.每年至少筛查1次眼底及外周血管、周围神经病变等。

第三节　中医特色治疗护理

一、内服中药

遵医嘱用药，观察用药后反应；中药汤剂根据证型予温服或温凉服；中、西药之间间隔30 min以上。

1.汤剂类：肝胃郁热证、胃肠实热证、气阴两虚证、阴虚火旺证者宜温凉服；阴阳两虚证者宜温服。

2.口服降糖药注意服用时间、方法及不良反应。

二、注射用药

1.中成药制剂建议单独使用，如需联合给药，应考虑时间间隔或中性液体过渡。

2.滴速不宜过快，孕妇及哺乳期妇女慎用，有出血倾向者禁用丹红注射液、苦碟子注射液。

3.用药过程中观察有无不良反应。

4.胰岛素治疗者注射方法、部位正确，观察有无低血糖反应。

三、中药枕

遵医嘱将菊花、决明子、荞麦皮、绿豆皮、葛根碎片、白术等装成药枕，通过药物的发散作用以达到清肝明目之功效。

四、特色技术

（一）中药泡洗

适用于下肢麻、凉、痛者，遵医嘱选用活血通络止痛之剂。水温以37～40℃为宜，时间20～30 min，严防烫伤。

（二）耳穴贴压（耳穴埋豆）

根据病情需要选择耳穴。

（三）穴位贴敷

遵医嘱选择手三里、足三里、涌泉等穴位，首次贴敷2 h左右即可，以后每日一次，每次保留4 h，4周为一疗程。

（四）艾灸

适用于阳虚者，遵医嘱取肺腧、脾腧、大椎、神阙、足三里、关元等穴位。

（五）穴位按摩

遵医嘱取穴。

（六）中药保留灌肠

适用于消渴病合并肾脏损害者，遵医嘱选用解毒泄浊之剂。

第四节　中医护理在并发症护理中突显优势

一、糖尿病足的预防

1.所有患者每年至少进行一次足部检查，包括足有无畸形、胼胝、溃疡、皮肤颜色变化；足背动脉和胫后动脉搏动、皮肤温度以及有否感觉异常等。

2.预防关键点：定期检查、识别是否存在糖尿病足的危险因素；教育患者及其家属重视足的保护；穿合适鞋袜，鞋底较厚而鞋内较柔软，透气良好；去除和纠正易引起溃疡的因素。

3.有危险因素的患者给予下列教育：注意足部卫生，洗足水温在37～40 ℃，洗后擦干，尤其注意擦干趾间；不宜用热水袋、电热器等直接暖足；避免赤足；勿自行修剪或用化学制剂处理胼胝；穿鞋前先检查鞋内有无异物或异常；干燥皮肤可以使用油膏类护肤品。

4.定期足部穴位按摩，如涌泉穴、三阴交穴、足三里穴、阳陵泉穴等。

二、低血糖及酮症酸中毒的预防与处理

1.向患者讲解低血糖、酮症酸中毒的诱因、临床表现及应急救护措施。

2.生活有规律，定时定量进餐，不擅自停用胰岛素及口服降糖药。

3.外出时随身携带急救卡和糖果、饼干。如运动量增加应适当增加糖类物质摄入，定时监测血糖。

4.严密观察患者有无心慌、头晕、大汗、手抖、面色苍白、饥饿等低血糖症状，如有低血糖症状，意识清楚者立即口服15～20 g糖类食物，15 min后监测血糖；意识障碍者立即静脉注射50%葡萄糖20 mg。

5.出现神昏、烦躁不安、呼吸深快、血压下降、肢冷、脉微欲绝时，及时报告医师，给予氧气吸入，针刺人中、十宣等穴，配合医师进行抢救[4]。

三、消渴病肠病（糖尿病肠病）的护理

向患者讲解消渴病肠病的诱因、临床表现及应急救护措施，并进行相应的症状护理。

（一）腹泻

1.饮食指导

饮食要清淡易消化，少食蔬菜及含膳食纤维高的饮食，以免加重腹泻。食物温度要适宜，及时补充电解质和水分，严重腹泻者暂时禁食。

2.辨证饮食指导

（1）肝脾不和证

进食抑肝扶脾、健脾止泻的食品；

（2）脾胃虚弱证

进食健脾益气、升清降浊的食品；

（3）脾肾阳虚证

进食温肾健脾、固肠止泻的食品[5]。

3.做好皮肤护理

预防肛周糜烂：每次排便后用软布或纱布蘸温水清洗肛周再擦干，肛周涂红霉素软膏，防止大便污染肛周，保持床单元整洁，防止褥疮及红臀发生。

4.中医特色技术

（1）艾灸（隔姜灸）

可选用气海、关元、足三里等穴。

（2）针灸

可选用气海、中脘、关元、足三里、合谷、内关等穴。

（3）热奄包

取胃脘部，主针对脾肾阳虚证腹泻等。

（二）便秘

1.病情观察：观察排便次数、性状、排便费力程度及伴随症状。

2.指导患者保持规律生活，适当运动，定时排便，忌用力排便。习惯性便秘者畅情志，克服对排便的恐惧与焦虑。

3.鼓励患者多饮水，建议每天饮水量在1500 mL以上，饮食以粗纤维为主，多吃有利于通便的食物，如黑芝麻、蔬菜等；多饮水，戒烟酒，禁食产气多、刺激性强的食物，如豆制品、洋葱等。热秘患者以清热、润肠、通便饮食为佳，可食用白萝卜、芹菜等；气虚便秘患者以补气血、润肠通便饮食为佳，可食用松子仁、芝麻粥等。

4.中医特色技术

（1）穴位按摩

遵医嘱取穴：如胃腧、脾腧、内关、足三里、中脘、关元等穴。腹胀者加涌泉，用揉法。

（2）腹部按摩

取平卧位，以肚脐为中心，顺时针方向按揉腹部。以腹内有热感为宜，每次20～30周。每日2～3次。

（3）遵医嘱艾灸或穴位贴敷

取神厥、天枢、气海、关元等穴。

四、消渴病痹症（糖尿病周围神经病变）的护理

1.向患者讲解糖尿病周围神经病变的诱因、临床表现及功能锻炼防护措施。

2.生活有规律，定时定量进餐，不擅自停用降糖药。

3.避风寒，注意保暖，严密观察患者病情变化。

4.中医特色技术：

（1）特定电磁波治疗

根据病情需要选择部位，时间20～30 min，每日1～2次，严防灼伤。10～14天为一疗程。

（2）穴位贴敷

遵医嘱选择手三里、足三里、涌泉等穴位，首次贴敷2 h左右即可，以后每日一次，每次保留4 h。10～14天为一疗程。

（3）腿浴治疗

利用足底反射、磁热疗法、中药蒸气浴及熏洗等作用，适用于下肢及足部麻、凉、痛等不适者，遵医嘱选用活血化瘀、通络止痛之剂。水温以38～41℃为宜，上下浮动2℃，时间为20～30 min，及时询问患者感受，严防烫伤及不适。

（4）中药足浴

适用于足部麻、凉、痛等不适者，遵医嘱选用活血化瘀、通络止痛之剂。水温以38～41℃为宜，时间为20～30 min，及时询问患者感受，严防烫伤及不适。

（5）中药熏蒸治疗

适用于全身及四肢麻木刺痛，活动及感觉障碍，有异物感的患者，遵医嘱选用活血化瘀、通络止痛之剂。水温以38～41 ℃为宜，时间为30～40 min，及时询问患者感受。7～14天一个疗程。

（6）中药离子导入

遵医嘱选取中药及穴位。

五、消渴病目病（视物模糊）的护理

1.注意视力变化，定期检查眼底，减少阅读、看电视及使用电脑，宜闭目养神，饮用菊花茶或银杞明目汤等。

2.按摩睛明、四白、丝竹空等穴位以辅助通络明目。

3.遵医嘱予珍珠明目液滴眼或中药眼部雾化以改善症状。

4.评估跌倒高危因素，落实防跌倒措施。

六、消渴病肾病（蛋白尿）的护理

1.观察尿泡沫多少及消散时间。

2.注意观察发热、劳累等因素对患者蛋白尿的影响。

3.遵医嘱艾灸，取足三里、肾腧、脾腧、气海、三阴交等穴。

4.饮食护理：加强个体化饮食管理，记录出入量。

（1）气虚证

宜食补气的食品，如瘦肉、白扁豆、鹌鹑等。

（2）血虚证

宜食补血的食品，如动物血制品、红皮花生、黑豆等。

（3）阴虚证

宜食清凉类的食品，如银耳、莲子、玉竹等。

（4）阳虚证

宜食性质温热，具有补益肾阳、温暖脾胃作用的食品，如鸡肉、韭菜、生姜、干姜、花椒等。

（5）血瘀证

宜食活血化瘀的食品，如玫瑰花、油菜等。

（6）痰湿证

宜食化痰利湿的食品，如木瓜、荸荠、紫菜、扁豆、红小豆、包菜、薏苡仁、鲫鱼、鲤鱼等。不宜多吃酸涩食品，如柚子、枇杷等。

（7）湿浊证

宜食祛湿化浊的食品，如花生等。

（8）减少粥和汤的摄入

饮水量应根据患者每日尿量而定，一般以前一日总出量加500 mL水量为宜，增加动物蛋白的摄入。

参考文献

［1］龙举玉.糖尿病患者的中医护理及康复指导探讨［J］.医药前沿，2014（18）：46-46.

［2］胡长美.耳穴疗法在社区糖尿病健康管理的应用效果［J］.糖尿病新世界，2016（1）：51-52.

［3］吴丽芳，徐泽兰.中医护理联合康复指导对糖尿病患者疗效观察［J］.中国医药科学，2016，6（23）：129-131.

［4］秦元梅，杨艳明.13个病种的中医护理方案（试行）临床应用实践［J］.中医临床研究，2014，6（34）：134-136.

［5］向敏.2型糖尿病胰岛素强化治疗患者低血糖原因分析及护理［J］.世界最新医学信息文摘，2019，19（91）：346-350.

［6］李晓梅.综合护理干预在糖尿病酮症酸中毒患者中的应用［J］.中国实用医药，2019，14（28）：183-184.

［7］傅玉梅，管斌.糖尿病肠病的护理［J］.齐鲁护理杂志，2004，10（4）：277-278.